誰說呼吸
就會胖？

醒著就能瘦的日常動作

瘦身圖鑑

著 植森美緒
健康運動指導師

監修 金岡恒治
早稻田大學
運動科學學術院教授
運動醫學醫師

楓葉社

日常瘦身動作究竟是什麼？

只要活著就能自然地變瘦，這種事情真的能辦到嗎!?

比方說，很多人在早上起床時，都會雙手緊握拳頭、向上伸展地伸個懶腰，對吧？

其實就算是這種看似不起眼的日常動作，只要伸展到**腹部緊縮的程度**，就能**刺激到腹部肌肉**；而動到大肌肉，便能**消耗較多的卡路里**。即便只是維持幾秒，也能**讓腹部因此變得緊實**。這麼輕鬆就能做到，各位難道不想嘗試看看嗎？那些體態優美、吃不胖的人，正是偷偷做了這些運動。

過去不管多麼努力減重，一旦回歸正常生活就會開始復胖，所以再也不想減重了嗎？如果你還在嘴硬地說：「我才不在乎胖瘦啦！」**現在正是讓你人生煥然一新的時刻**。

本書會以日常生活中的場景來指導各位，如何將一般生活中會做到的動作轉換成「日常瘦身動作」。**不需要全部都執行喔！**各位只需挑選喜歡而且無須努力就能做到的動作來執行即可。**就算只做一種動作，身體也**

一目瞭然！常用部位的脂肪自然比較少。

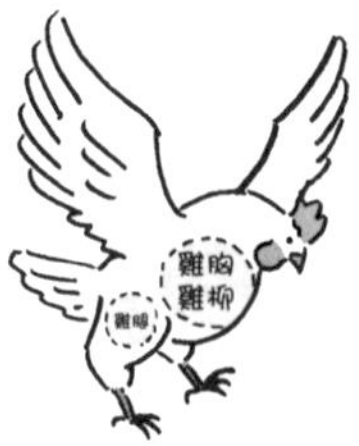

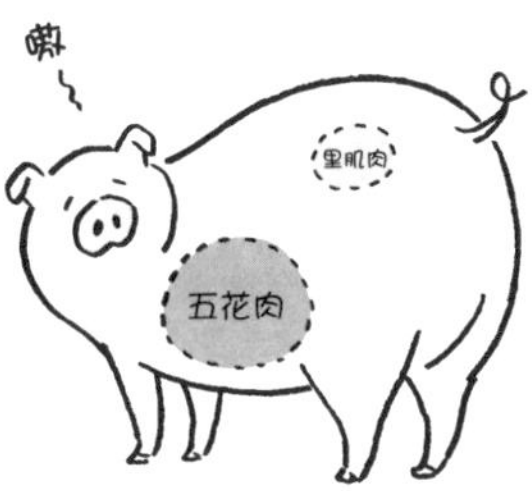

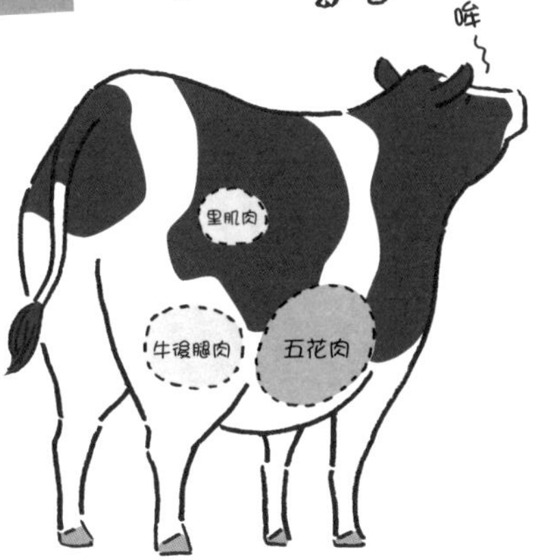

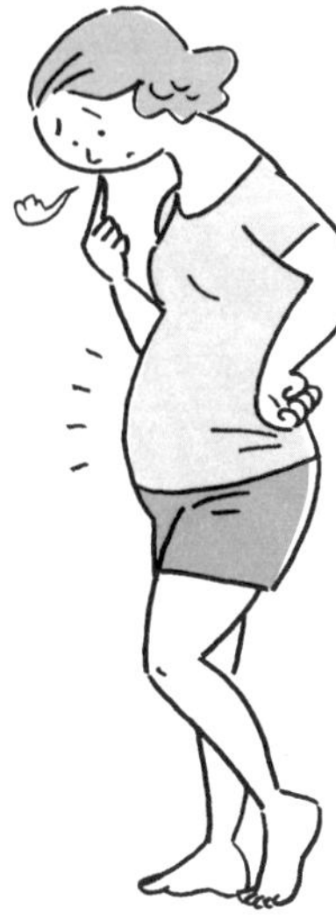

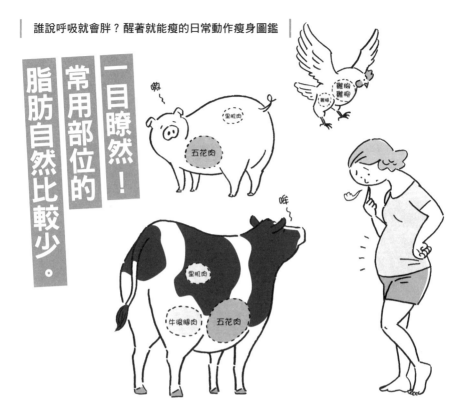

能漸漸產生變化。

相信各位會想：「那要選擇做什麼運動比較好？」正確答案是**「針對想瘦的部位施力」**就好！大多數人應該都想瘦小腹、大腿或上臂吧。為何會如此呢？根據每個人的習慣動作不同，**脂肪容易堆積在不常動的部位，難以附著在經常使用的部位**。

針對想瘦的部位施力，自然就能增加卡路里的消耗量。而將「日常瘦身動作」變成習慣後，只要活著，身體就可以自然地瘦下來了！

分析動物的脂肪分布位置，就能發現愈常使用的部位脂肪量愈少、愈不常使用的部位脂肪量愈多。

● **雞柳、里肌肉**

這些都屬於深層肌肉，負責支撐身體，只要站立就會使用到並出力，因此幾乎不含脂肪。

● **雞胸肉**

雞拍打翅膀會動到的部位，因此脂肪含量比雞腿肉低。

● **五花肉**

無論人類還是動物，腰腹周圍的脂肪都最多。軀幹主要由脊椎和背肌來支撐，故後背的脂肪會比腹部少。相較於四肢，腰腹一帶不常動，脂肪自然比較多。由此可知，日常生活中愈不常使用到的肌肉，脂肪就愈容易堆積。

靠「日常瘦身動作」局部瘦身！從復胖畢業！

致再也不想痛苦減重的你

爲什麼再怎麼努力都無法瘦下來呢？

✕ 就算進行飲食控制，想瘦的部位還是瘦不下來！

利用飲食控制來減重，其實是一種快速減重法。即使成功降低體重，上臂、小腹和大腿等部位的肉肉還是無法減少！ 而且還會造成胸部跟臀部下垂、臉部出現細紋等……可說是後患無窮！

✕ 無法持之以恆做有氧運動！

每天散步而瘦了一點，但後來體重就不再下降。明明想以健康的方式瘦身，卻因無法保持衝勁而備感挫折。這時，體重往往會在轉眼間恢復原樣。其實這種情況很多人都會發生，畢竟要持續做痛苦的事情是很困難的。

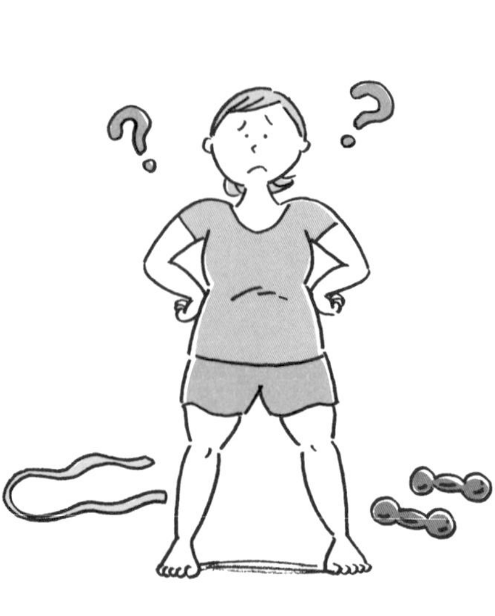

✕ 努力鍛鍊肌肉，身材也沒變苗條！

即使透過肌肉訓練鍛鍊出肌肉，脂肪也沒有減少，這才導致身材不會變苗條。雖然都說代謝變好就能瘦，但根本感覺不出效果……

為什麼不用努力也能變瘦呢？

達到想要的成果就不會半途而廢！

本書會針對身體各部位來一一介紹日常瘦身動作，以期達到每個人各自希望的成果。比方說，想瘦整個腹部嗎？還是局部（側腹部或下腹部）瘦身就好？希望瘦到什麼程度？即便同樣都是下腹突出，有的人希望外表顯瘦就好，有的人則想確實減少脂肪。書中介紹的動作，都能根據個人的目的來進行調整。一旦達到想要的成果，誰都不會想半途而廢了！

絕不復胖！

許多減重方法只要不繼續做，就無法維持成果。然而，在不勉強的前提下將日常瘦身動作變成習慣，就能自然而然地瘦下來，也不用再害怕體重回升了。

省時又性價比高！

改變飲食方式容易有壓力，運動得花時間跟精力；如果靠日常生活中做得到的動作就能瘦身，便可以以自己的步調進行，還能省下去健身房的時間跟金錢，從性價比跟時間效率而言都非常划算。

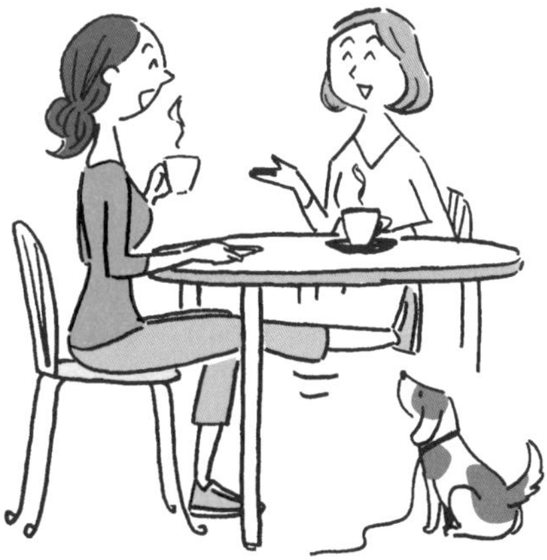

不想被人說：「你還在減重嗎？」

本書還會介紹多種可以偷偷進行的日常動作，能隨心所欲地按照個人步調進行，不用害怕被人知道。我年輕時就常因減肥失敗而被妹妹嘲笑，因此特別懂不想被人說：「你還在減重嗎？」的心情。能不用在意他人目光，也是避免復胖的一大方法。

不特地運動，也能提升卡路里消耗量

就算再忙碌，不放棄就沒問題！

相信很多人一忙起來，就會不管自己的身體狀況了吧？做完該做的事、想做的事，往往都騰不出時間運動！我非常清楚這點。正因如此，我更推薦各位做「日常瘦身動作」。

其實就算不特地運動，我們也能靠日常生活中的動作來消耗卡路里，而且消耗量多半比你想像的多。因此只要在日常動作上下點工夫，就能花少少的時間，增加卡路里的消耗量。

各位聽過「代謝當量（METS）」這項指標嗎？從這個數值可看出運動強度跟身體活動強度。安靜時（安靜坐著的狀態）的活動強度為1個代謝當量，以此為基準看身體消耗多少能量。

各位可以看看左側表格中的「縮腹步行」。所謂的縮腹步行，是指挺直背脊並肚子用力、將腹部內縮到下凹的程度來行走的一種走路方式。同樣速度下，以縮腹步行行走所消耗的卡路里，會是一般步行的1．4倍。

若將這個習慣加進日常動作中，例如：挺直背脊、腹部用力內縮到下凹狀態下做家事，所消耗的卡路里就可能是平常做家事的1．4倍。

要測出所有動作的代謝當量相當困難，而且這些數值也不是百分之百可信的，但縮腹能讓卡路里消耗量增加，這點是無庸置疑的。

代謝當量值一覽表

1	安靜時
1.3	坐著看電視、躺著看書
1.5	洗澡
1.8	站著說話、站著看書、洗碗
2	走路（3.2km/未滿一小時）、坐著做簡單的工作、晾衣服、煮飯
2.3	伸展運動（放鬆）、購物、平衡運動、園藝
2.5	日常生活的簡單工作、瑜珈（哈達瑜珈）
2.8	同時處理多種家事（輕鬆的勞動）、輕量肌肉訓練
3	走路（4.0km/時）、電動輔助自行車、跳舞（輕鬆）、皮拉提斯、照顧小孩（站立）
3.3	使用吸塵器
3.5	走路（4.5～5.1km/時）、輕鬆騎腳踏車、下樓梯、庭園除草、同時處理多種家事（適度的勞動）
4	緩慢地爬樓梯、能量瑜珈、照顧高齡者（幫助沐浴等等）
4.3	走路（5.6km/時 稍快）、同時處理多種家事（費力的勞動）
4.9	縮腹步行（4.7km/時）
5	芭蕾、跳舞、有氧舞蹈（低強度）、走路（6.4km/時 快走）
6	輕鬆地跑步（6.4km/時）、游泳（自在地游泳）、腰腹訓練（高強度）
7.3	有氧運動（高強度）
8	腳踏車（20km/時）
8.8	快速地爬樓梯
10	游泳（快速自由式 69m/分）

利用代謝當量計算卡路里消耗量的方法

※推算數字會因人而異

體重（kg）× 代謝當量值 × 進行時間（1小時）× 1.05
＝1小時的卡路里消耗量

例 體重60kg的人以3METS的強度行走1小時

60（kg）× 3（METS）× 1（小時）× 1.05＝189kcal ← 1小時的卡路里消耗量

出處:厚生労働省・(独)国立健康・栄養研究所・『30秒ドローイン！ 腹を凹ます最強メソッド』(高橋書店)

既然要做，當然要提升效率！
日常瘦身動作說明書

1 確實利用核心肌群！

要想達到「活著就能自然變瘦」的效果，就必須在日常生活的動作中有效地刺激肌肉。

這時候，就要巧妙地利用核心肌群！核心肌群簡而言之就是軀幹的大肌群，主要指腹部和背部的肌肉。

本書提到上手臂、腳等這種距離腹部跟背部稍遠的動作時，也會要求要「挺直背脊」、「收緊腹部」，就是因為腹部跟背部肌肉將全身連結在一起，能幫忙刺激身體的各部位。如此一來，就能輕鬆有效地刺激到想瘦的部位。

所謂「欲速則不達」，大家就確實地做好動作吧！

2 選擇能達到預期效果的動作！

舉例來說，想有效地提臀或瘦屁股，要使用不同的肌肉。因此請根據您的目標來選擇合適的動作吧！

3 動作強度要多少？可自由決定時間跟次數！

如果想讓身體更緊實或想塑型的話，必須進行高強度的動作；不過若是想要減脂，做低強度的動作即可，重點是要長時間進行才能有效果。

本書每頁都有標上建議時間。做一次也可以，反覆做好幾次也可以，自由決定操作次數即可。

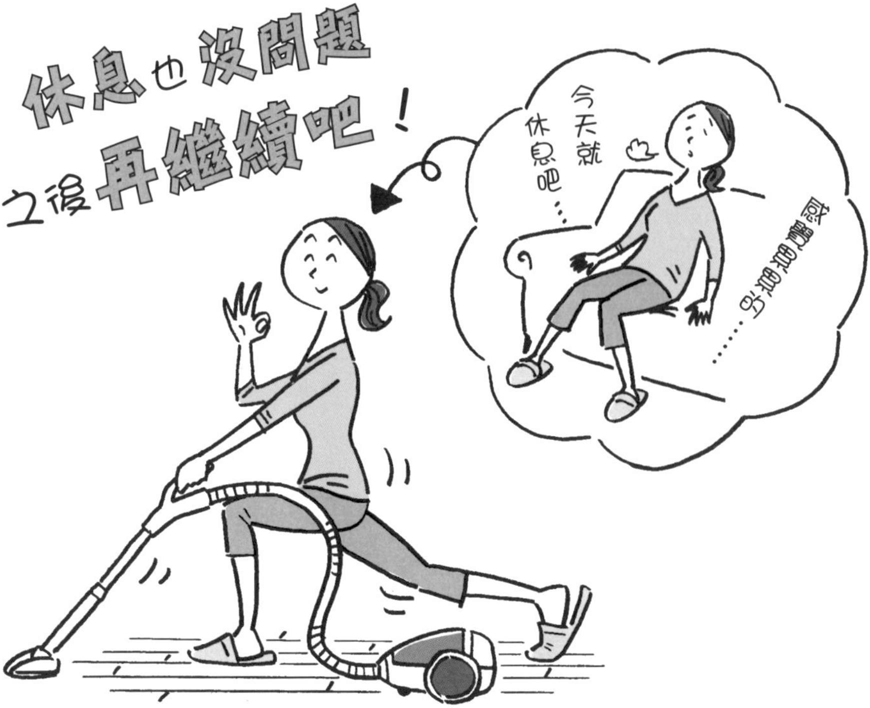
休息也沒問題
之後再繼續吧！
今天就休息吧……
感覺累累的……

4 可自由轉換操作場景

本書根據個別場景介紹的動作，有許多都能應用在其他場景上。

若想要盡早看到成果，或是身體感覺不到任何變化時，可以在其他生活場景中也做喜歡的動作。另外，加入新動作也是一種方式。

5 以當天身體狀態為重，可自由調整動作時間！

本書介紹的動作，即使看著輕鬆，實際做起來卻可能很辛苦。因此當身體狀態不佳或是感到疼痛時，請一定要好好休息，千萬不可勉強去做，不用擔心休息幾天身體就會恢復原狀。

能夠根據當天的身體狀況調整動作，才是「能運用日常瘦身動作的專家」。只要不放棄目標、一步步朝理想體態邁進即可。

總是三分鐘熱度的人也OK！
訣竅是持續做「日常瘦身動作」

下定決心要堅持下去，卻一不小心就忘了做

想要養成新習慣，最好的辦法就是將其加入既有習慣中。舉例來說，將其加到「每天刷牙」這類例行事務中，不僅很難忘記，還能輕鬆養成習慣。另外，**若要預防「不小心忘記做」的情況發生，建議可以活用一些用具**。例如：我會在廁所進行臉部運動等動作，因此在坐馬桶時剛好能看到的高度，設置了一面只能照到臉的鏡子。而且為了能在當下引起我的注意，我還在視線所及處放置一些喜歡的小裝飾。

我們每天要做的事情很多，**所以即使有動力做，也難免會忘記**。要想將一件事情培養成習慣，花點時間是很正常的。不用操之過急地想著努力記住每天要做的動作，先將目標訂定在「如何養成習慣」上吧！

半途而廢就太可惜了！

改變日常生活中的動作，並不是非做不可的義務，**鍛鍊身體的初衷應該是為了享受人生才對**，因此半途而廢就太可惜了。

可以根據身體狀況選擇要不要休息一下，或是將喜歡的動作加到其他場景中、嘗試不同的新動作等等，像剛開始使用新化妝品或穿新衣般，**帶著雀躍的心情去體驗**。

只要堅持下去，就能擁有美好體態！

比起數字，更重要的是體態上的變化！鼓起勇氣拍照吧！

各位一定要拿起手機，將自己在意的身體部位拍下來（自拍也可以），然後確認好尺寸。

一般人都會認為，只要脂肪減少，體重就會下降；但實際上，比起水分和肌肉，脂肪相當地輕。因此，很常會出現「脂肪已經明顯減少，體重卻毫無變化」的情況。要想檢視成果、激勵自己，就**不要在意體重計上的數字，觀察身材曲線等這種肉眼可見的外表變化**即可。

我自己曾發生過這樣的事……因為忙到無暇運動，大約有1年以上的時間沒有運動到上手臂。有次偶然看到別人拍的照片，我才發現上手臂多出之前沒有的脂肪，並因此受到強烈的衝擊！

自此，我下定決心將能運動到上手臂的動作加到日常生活中。持續一段時間後便感覺到上手臂的變化，大約半年就恢復到原本的樣貌了。

正如同懶惰不好好刷牙會造成口臭和蛀牙，懈怠的結果都會如實反映在身體上。這件事讓我再次體會到，身體真的是最誠實的。

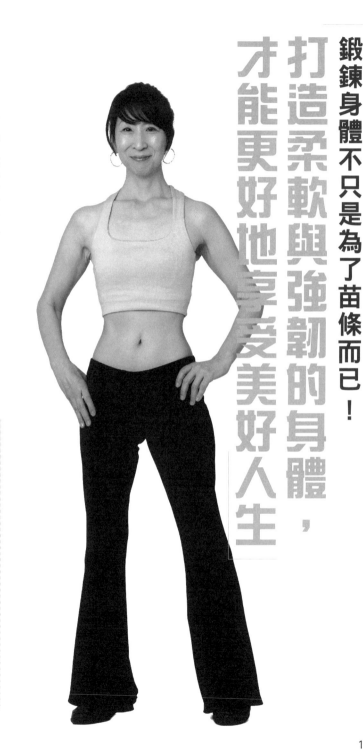

鍛鍊身體不只是為了苗條而已！

打造柔軟與強韌的身體，才能更好地享受美好人生

首先，我要告訴各位一件事：比起每週做一次運動，**每天重複進行「日常瘦身動作」更能有效雕塑身形**。

而且靠平常的一個動作就能成功「局部瘦身」，這可能是連飲食控制、肌肉鍛鍊都無法達到的效果。

大家好，我是健康運動指導師一植森美緒。

「我已經維持腰圍58公分（身高163公分，體重46公斤）達30年以上。」

聽到這裡，很多人一定以為我每天都堅持運動、控制飲食，或者是本來就擁有不易胖體質。

但實際上我不擅長運動，而且從小就胖嘟嘟的，還曾被妹妹戲稱「美緒小豬」（泣）。這樣的我，為何會變成現在的體型呢？接下來我就一邊自我介紹，一邊向各位說明吧！

反覆減重失敗的青春歲月

我從國三開始就一直想穿上緊身牛仔褲，因此挑戰了各種減肥方法，卻反覆遭遇失敗。我的體重最重達64公斤，為了減肥所耗費的金錢光想就覺得可怕。

22歲時，身為公司一般職員的我，因為認定：「運動健身就能減重！」花光工作的存款，去專門學校就讀並轉職到健身俱樂部。

即使如此，我也只是變得健壯，完全沒有變瘦，還因過度運動而腰痛到無法行走。這讓我感到自己很可悲，心情也跌到谷底。

轉捩點來自我的護腰

然而，這個時期使用的護腰，竟成為了我瘦身生涯的轉捩點。

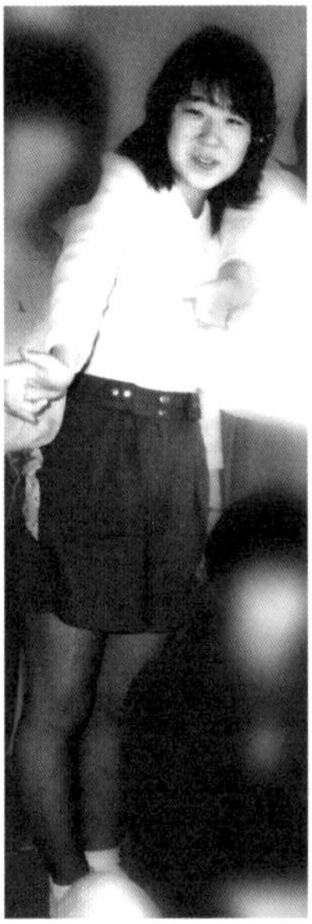
18歲的時候

某天我心想：「我到底要仰賴護腰到什麼時候，說不定腰痛還是會復發⋯⋯」開始不穿護腰，而是以綁上護腰的感覺去用力收縮腹部。沒想到，在這之後我感覺牛仔褲愈來愈寬鬆、腰圍在不知不覺間縮小了一點！過去我多麼辛苦做腹肌鍛鍊都沒瘦的肚子，竟然靠平日下意識縮小腹就瘦了下來，這件事讓我感到相當震驚。

我因此發現**「肌肉有所謂的肌肉記憶」**，從此開始致力於將各種能雕塑身形的動作加進日常生活中，進行實踐與研究。如此一來，我不只體態變苗條、身體變柔韌，還克服了腰痛。原先達70公分以上的腰圍也瘦成58公分，並且維持了超過30年都沒有復胖。

體型的好壞都源自日常動作！

生活型態改變，會不知不覺間改變日常活動中的動作，導致體型朝不想要的方向發展，這絕非少見之事。

「搬家之後，必須常常騎腳踏車上坡，**結果大腿變粗了**。」

「為了健康著想，選用運動款腳踏車通勤，**結果不知不覺間駝背變得更嚴重了**。」

「我習慣穿有鬆緊帶的衣服，明明體重沒有變化，**腰圍卻變大了**。」

而經過我直接指導的人，則傳來這樣令人驚喜的消息。

一位40歲女性說：「我之前每天散步1小時、做瑜珈跟皮拉提斯，加上飲食控制，都沒辦法瘦小腹。令人難以置信的是，我只是改變走路方式，就成功**瘦小腹**、**臀型也變美了**。」

一位60歲女性說：「我只是利用等待洗衣機脫水的幾分鐘，進行可以幫助臀部變小的動作，**褲子就小了2個尺寸**，這才驚覺：『我原本是穿這麼大件的嗎？』」

這樣各位理解了嗎？

想改變體型，**在日常生活中加入能朝自己目標體型邁進的動作，藉由在生活中反覆進行來養成習慣即可**。

讓4萬人成功瘦身的正確方法

本書會介紹許多動作，包括我以前和現在做的動作、聽從他人建議實施後確實有效的動作等等。我會以「快速縮小尺碼！植森式局部瘦身講座」的內容為基礎（參加過講座並實踐的4萬人，有九成當天就收到成效），根據肌肉使用方式，教各位如何**縮小身材尺寸**。持續做下去，還能**減少脂肪**。

比起年輕時期，我現在每天都過得更舒適自在。實踐日常瘦身動作，不僅不用花錢，還不用費心力，不做實在是太可惜了！希望各位都能**從辛苦的減肥方式、不運動的愧疚感中徹底解放**，享受輕鬆瘦身的喜悅。

從現在開始，一起偷偷努力進行「日常瘦身動作」吧？

醒著就能瘦的日常動作瘦身圖鑑

誰說呼吸就會胖？

Contents

日常瘦身動作究竟是什麼？

只要活著就能自然地變瘦，這種事情真的能辦到嗎!?……2

靠「日常瘦身動作」局部瘦身！從復胖畢業！

致再也不想痛苦減重的你……4

不特地運動，也能提升卡路里消耗量

就算再忙碌，不放棄就沒問題！……6

既然要做，當然要提升效率！

日常瘦身動作說明書……8

總是三分鐘熱度的人也OK！

訣竅是持續做「日常瘦身動作」……10

鍛鍊身體不只是為了苗條而已！

打造柔軟與強韌的身體，才能更好地享受美好人生……12

第1章 早晨

將日常瘦身動作加進早晨例行事務中

反正起床都要伸懶腰……

天亮時的瘦腹呼吸……22

活動睡覺時像貓般縮成一團的身體！

在棉被裡偷偷做的豐胸術……24

三餐飯後都是鍛鍊時機！

靠刷牙矯正駝背……26

不用再做伏地挺身了！

靠刷牙擺脫蝴蝶袖……28

今年能否穿上泳衣就看現在了！

洗臉也能瘦小腹……30

第2章
家事
將日常瘦身動作加進例行家事中

用餐前先消耗卡路里吧！
等微波時料理背部的肉！……34

用餐前先活動上臂
等微波時料理蝴蝶袖！……36

擁有自我想像力是好事！
微波爐前鍛鍊模特兒美腿……38

先不要用洗碗機！
洗碗洗出完美翹臀……40

衣服洗好了，但還要等脫水……
等衣服脫水時擠出脂肪……42

讓正在洗的衣服變寬鬆！
利用洗衣機來瘦小腹……44

每天都想曬衣服！
靠曬衣服打造深V豐胸……46

不花錢就能擁有去健身房的效果！
吸塵器是美腿夥伴……48

只做1秒也有效！
邊開冰箱邊消耗熱量……50

早晚各做一遍！
開關窗簾打造平坦小腹……52

第3章
工作
將日常瘦身動作加進例行工作中

好好運用長時間工作
坐著也能燃燒脂肪……56

皺紋長在背上就OK！
坐著夾緊肩胛骨……58

擺出〈我太可愛了，對不起！〉的表情
趁線上會議開始前自我整形……60

放心！絕對不會被上司跟下屬發現
開會開出平坦小腹……62

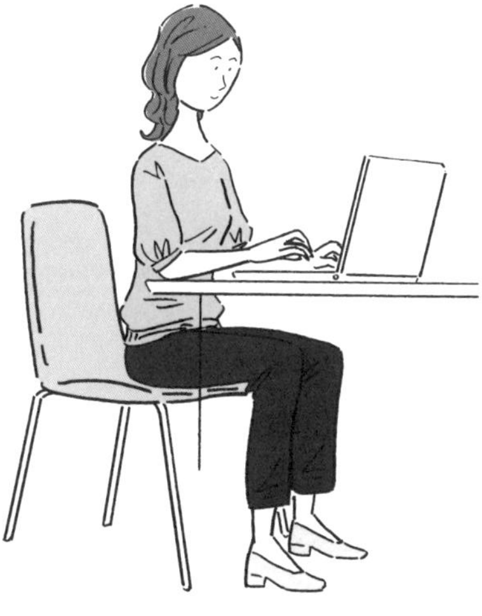

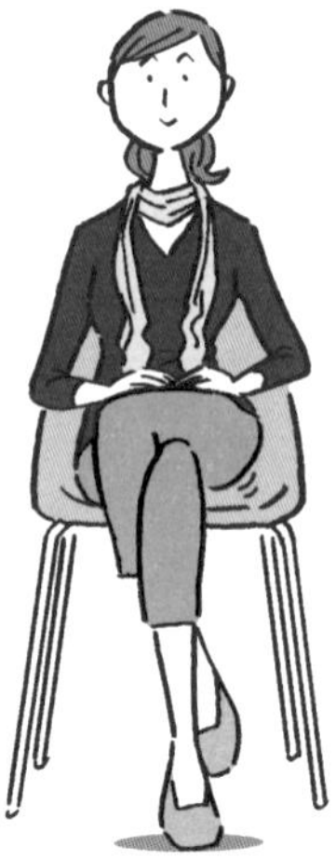

第4章 休息

將日常瘦身動作加進休息時間中

你坐在地上時都用什麼坐姿呢？
滑手機滑掉凸小腹 …… 66

CAFÉ de curry！化身巴黎時裝週模特兒
喝咖啡喝出小蠻腰 …… 68

真不好意思，只有我瘦了~
下午茶美腿時刻 …… 70

你一天去幾次廁所呢？
馬桶是上臂之神 …… 72

歡迎來到祕密的特別美容休息室
在廁所偷偷瘦全身 …… 74

躺在床上耍廢也不會有罪惡感！
躺得愈久腹部愈凹 …… 76

第5章 外出

將日常瘦身動作加進外出時間中

不用走太多路也OK！
想靠走路瘦身需挺直背脊 …… 80

戴上流行安全帽
騎腳踏車騎出纖細身形 …… 82

上下樓梯能消耗許多熱量！
靠爬樓梯雕塑完美曲線 …… 84

模特兒都是像這樣偷偷訓練的！
等紅綠燈練出筆直美腿 …… 86

即使上車沒座位，也不會失望！
通勤時間雕塑上臂 …… 88

走出明星LOOK感！
用隨身包包鍛鍊上臂 …… 90

在不知道會遇到哪些熟人的超市……
等結帳時成為背影殺手 …… 92

使出爆發力收緊腹部！
通過閘門的瞬間瘦小腹 …… 94

第6章 電視
將日常瘦身動作加進看電視時間中

給討厭伏地挺身的你 **上半身特別企畫** …… 98
纖細手臂是女性的魅力指標！ **坐沙發改善鬆弛上臂** …… 100
輕輕鬆鬆獲得驚人成效 **托腮跪坐打造小蠻腰** …… 102
躺著滾來滾去時順便做一下 **美臀三連發地板動作** …… 104
一直保持同一姿勢容易疲累 **靠自身重量跪著瘦小腹** …… 106
達到不同於一般腹肌訓練的成效！ **讓整個腹部凹下去的坐姿** …… 108

第7章 夜晚
將日常瘦身動作加進夜晚例行事務中

習慣早上洗澡就在早晨做吧！ **趁著洗頭改造凸小腹** …… 112
你知道聲帶也是肌肉嗎？ **泡澡時邊唱歌邊瘦肚子** …… 114
等吹乾總是耗時又無聊 **利用吹頭髮時間瘦腳踝** …… 116
護膚時間也能自我整形！ **照鏡子消除眼下脂肪** …… 118
趕走「今天都沒動」所帶來的悔意 **趁睡前來一次逆轉吧！** …… 120
期待明天會更好 **在睡前保養身體** …… 122

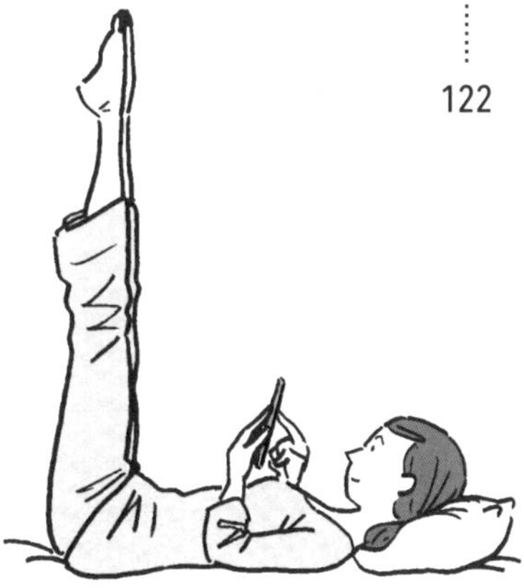

▼瘦下來跟瘦不下來的人有什麼不一樣？

1 擅長訂目標的人VS不懂得訂目標的人……32
2 想短期瘦身的人VS規劃長期瘦身計畫的人……54
3 將潛意識作為助力的人VS將潛意識作為阻力的人……64
4 了解體重數字意義的人VS不了解體重數字意義的人……78
5 按照自我步調的人VS遵守規定的人……96
6 不忍住品嚐美食的人VS努力忍住吃美食的人……110

根據想瘦的部位反向索引……124

本書的使用方法

整個腹部　整個背部　上臂　大腿內側　etc.

表示有運動效果的部位。

弱　中　強　表示運動的強度。

弱……**輕鬆達成**
一點都不辛苦的動作。可以拉長動作時間或者頻繁地進行。
基本上可達到燃燒脂肪的效果。

中……**尚可接受**
如果施加力氣，可以雕塑身體線條的動作。若是拉長動作的時間可以達到燃燒脂肪的效果。請根據個人目的進行調整。

強……**必須努力**
可以刺激到全身肌肉的動作。這種等級的動作只要學會一個，就能達到讓體態變美的效果。

第1章

早晨

將日常瘦身動作
加進早晨例行事務中

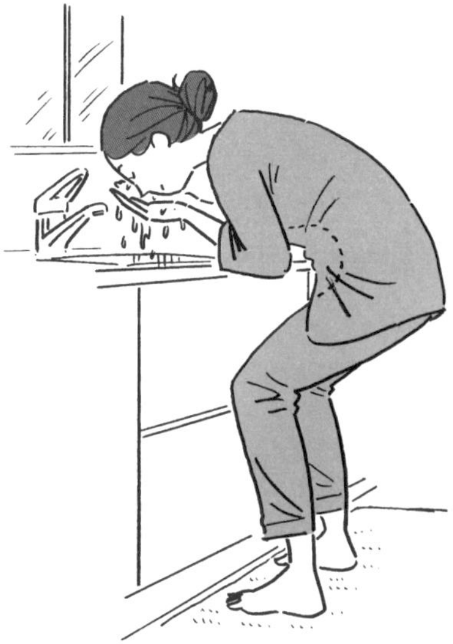

反正起床都要伸懶腰……

天亮時的瘦腹呼吸

整個腹部

10秒 中

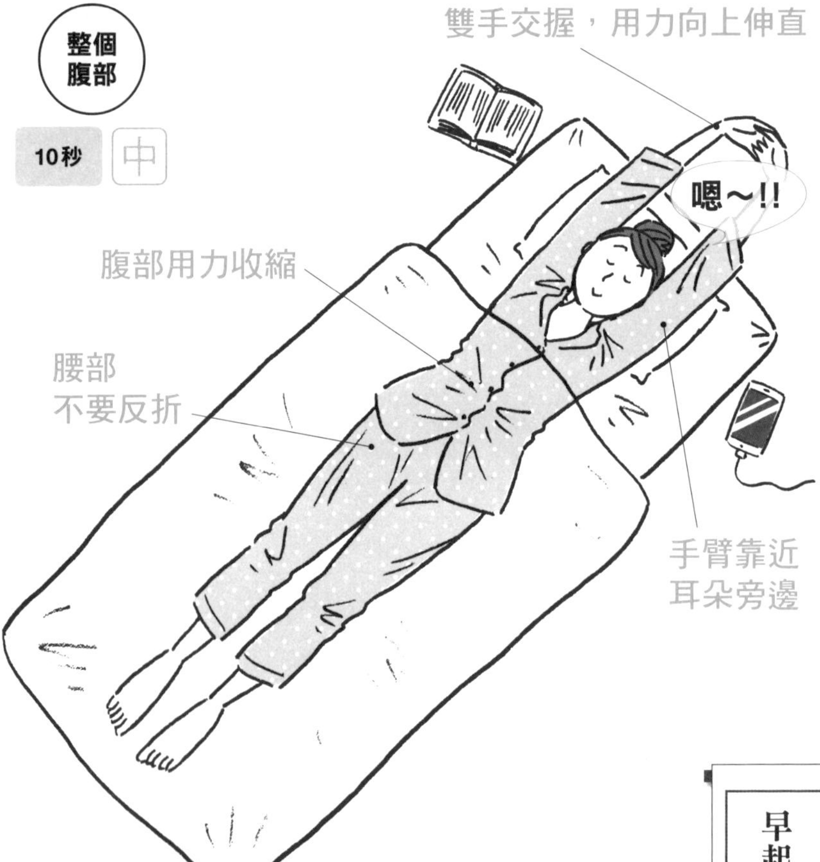

變瘦的重點！

致早上懶得動的你，
有效預防腹部下垂!!

早上起床時，拉直手臂到腳尖、讓腹部下凹，能有效預防腹部下垂！ 伸展身體的同時，不妨試著說出：「啊～睡得好飽！」起床會莫名地變得容易喔！ 相當推薦給會賴床的人。

早起的人瘦3公分。

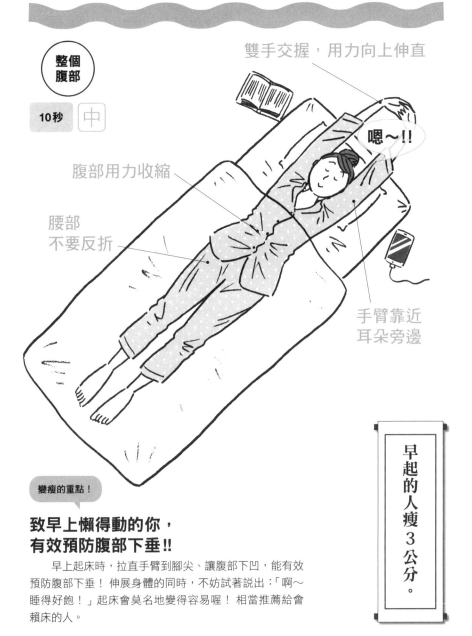

也可以這樣做！

收緊側腹不僅能瘦腰，還能有效雕塑腰腹！

將膝蓋側倒，一邊伸展身體，一邊以側腹為中心收縮腹部。這樣不僅可以達到瘦腰的效果，還能緊實腰腹，適合容易腰痠的人做。

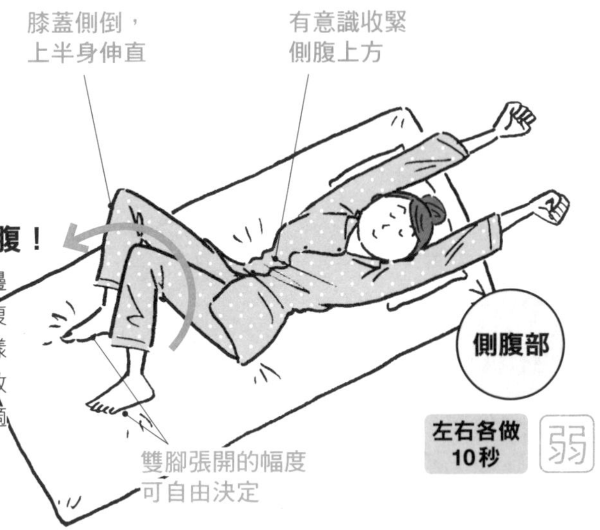

左右各做10秒　弱

這裡要注意！

伸展時不要順勢反折腰部

伸展時，千萬不要順勢反折腰部而造成凸腹，要確實伸直整個身體。如果反折腰部、腹部往外推、手臂沒有確實向上伸直，效果會變差。

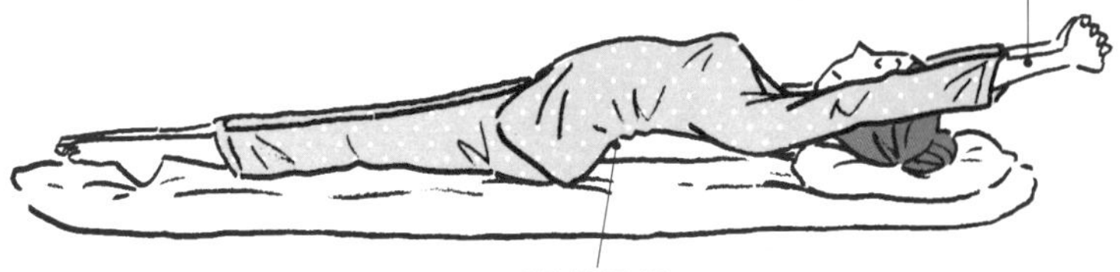

躺著做動作會比較輕鬆

「背部伸直，腹部收縮」嘴上說著容易，卻很少人能從一開始就將這個動作做好。有的人還會腰部反折，導致腹部根本沒出力。

躺著做就能借助重力，輕鬆往上伸直手臂、收緊腹部。

此外，這個動作也能有效改善肩關節僵硬等姿勢不良造成的問題。

有研究指出，伸直背部時對肌肉造成的刺激傳至腦部，會讓大腦產生「我現在很有活力！」的錯覺。

請各位務必試看看！

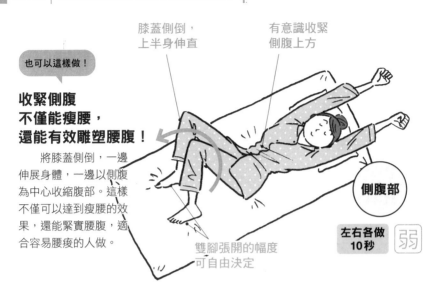

活動睡覺時像貓般縮成一團的身體！

在棉被裡偷偷做的豐胸術

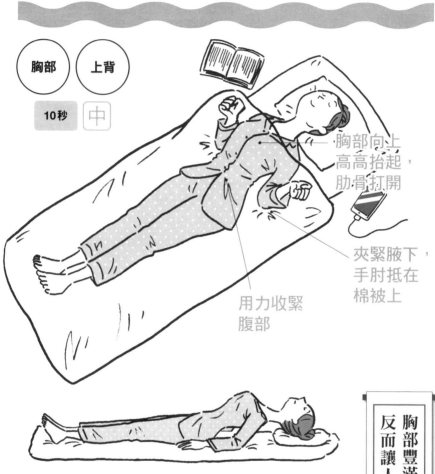

胸部　上背

10秒　中

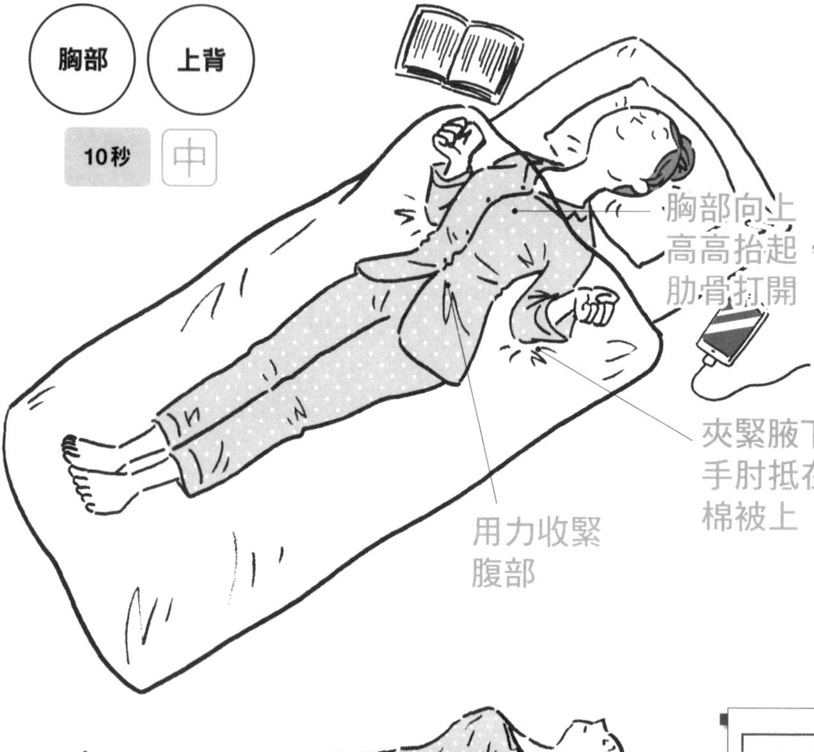

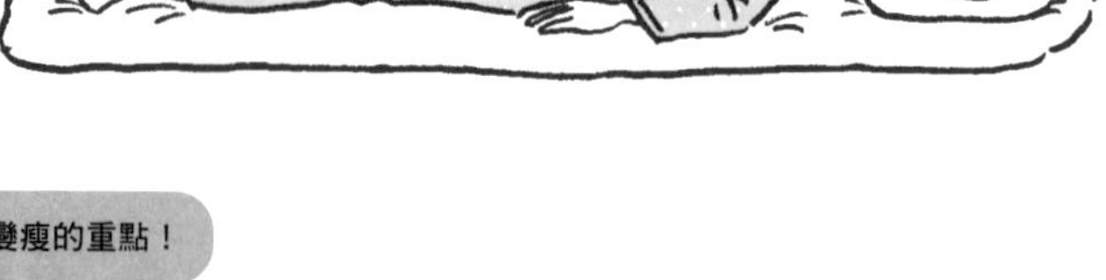

胸部豐滿到下垂的程度，反而讓人羨慕啊……

變瘦的重點！

改善圓肩的同時還能豐胸！

手肘抵著棉被、往上挺起胸部，可以鍛鍊到肩胛骨附近的肌肉。隨著年齡增長，拉提肩膀肌肉的力氣會變小而形成圓肩，還會出現腹部鬆垮前凸等問題。這些都能藉由鍛鍊背部來改善，還能豐胸喔！

也可以這樣做！

胸部　上背

10秒　弱

上手臂和手肘一起出力會更輕鬆

背部力氣不足，會覺得右頁的動作做起來很吃力。這個動作的強度會因手肘支撐位置而異，按照自己能負荷的方式進行就好。

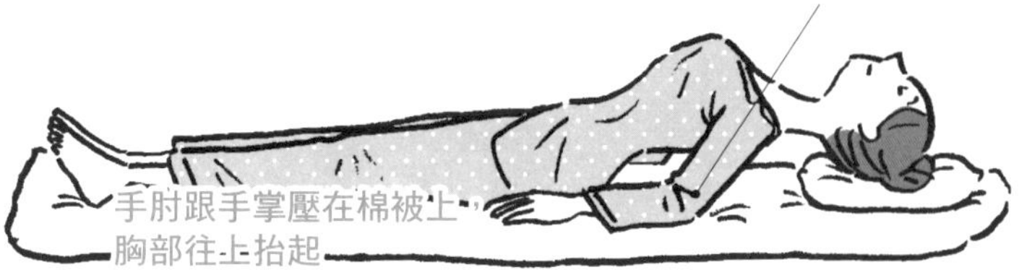
不夾緊腋下，
手臂撐開並以手肘支撐
手肘跟手掌壓在棉被上，
胸部往上抬起

效果增強！

胸部　整個背部　下腹部

10秒　強

雙腳上抬能有效瘦小腹！

保持右頁姿勢，加上雙腳上抬，能有效鍛鍊背部到下腹部。若感到吃力，也可以改成輪流抬起單腳。腰部感覺不堪負荷的話，請不要勉強自己進行。

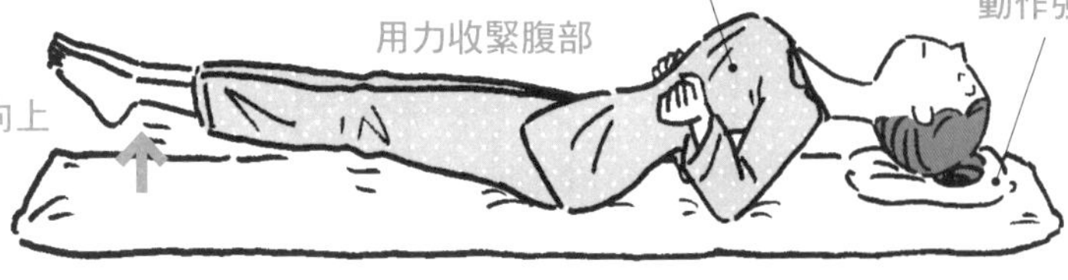
一邊用手肘支撐，
一邊將胸部往上抬
將枕頭拿掉，
會提高
動作強度
用力收緊腹部
雙腳向上
抬起

不限於既有觀念，逆向思維更輕鬆！

豐胸的方法有2種。其一是以胸部與胸腔相連處為中心鍛鍊胸肌，其二是鍛鍊從後方拉提胸部的背部肌肉。

一般都會以伏地挺身來鍛鍊胸肌，但我認為從背部來鍛鍊效果會更好。鍛鍊背部肌肉，不僅能瘦肚子、改善身體姿勢，還能解決肩膀僵硬的問題，可說是好處多多。

若是覺得這兩頁介紹的豐胸動作不易實行，也可以選擇書中其他豐胸方法喔。

三餐飯後都是鍛鍊時機！

靠刷牙矯正駝背

整個背部

左右共做1～3分鐘　中

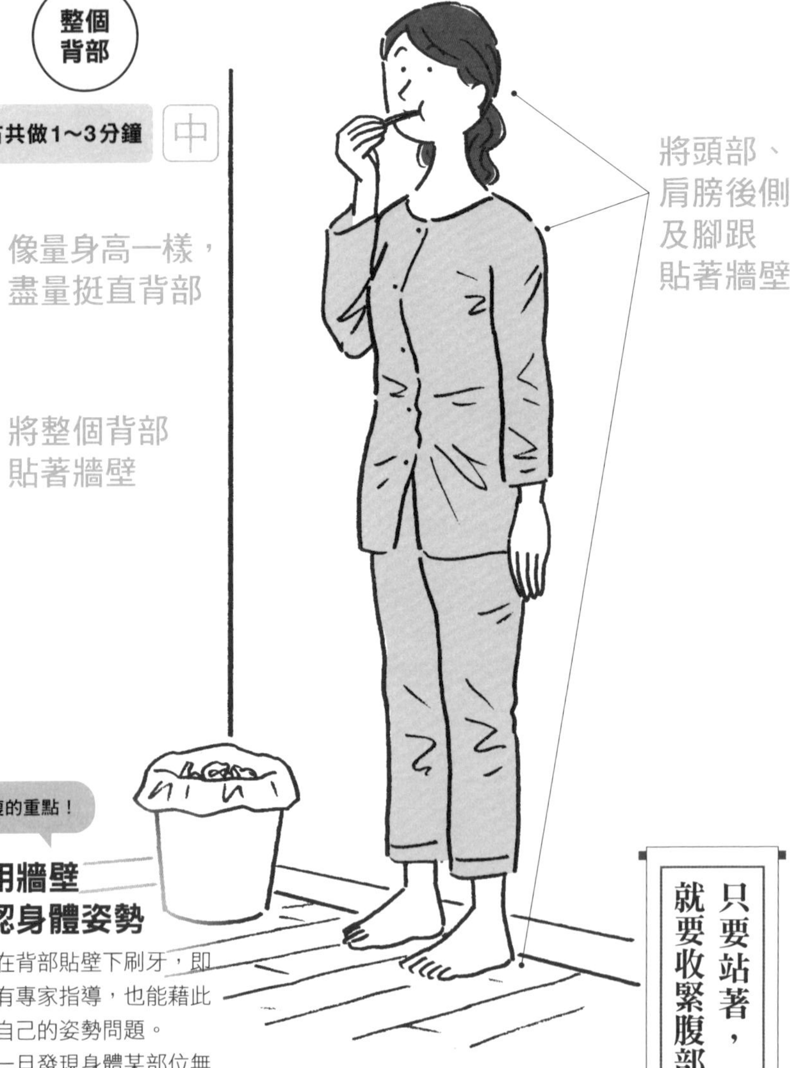
像量身高一樣，
盡量挺直背部
將整個背部
貼著牆壁
將頭部、
肩膀後側
及腳跟
貼著牆壁

變瘦的重點！

利用牆壁確認身體姿勢

在背部貼壁下刷牙，即使沒有專家指導，也能藉此察覺自己的姿勢問題。

一旦發現身體某部位無法貼緊牆壁，就要調整姿勢、努力貼壁。

只要站著，就要收緊腹部。

效果增強！

偷偷地收緊
令人在意的小腹！

　　以沒拿牙刷的那側手肘抵住牆壁，腹部用力收緊。這個動作看似普通，但只要養成習慣，體態絕對可以變得更好。

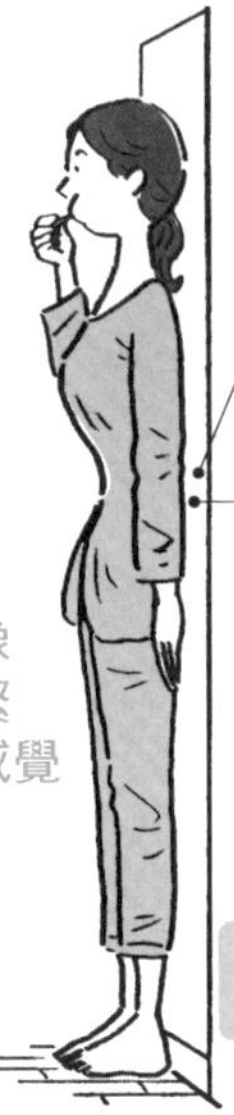

整個背部　整個腹部

左右共做1～3分鐘　強

這裡要注意！

這麼做
等同白費力氣！

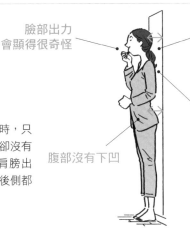

　　很多人在做這個動作時，只留意手肘貼壁，頭和肩膀卻沒有貼好。若手肘抵牆導致肩膀出力，請試著讓肩膀至手臂後側都確實貼壁。

只要有牆壁，隨時隨地都能做！

　　這項動作的優點在於，只要有牆壁，隨時隨地都能做。

　　各位務必嘗試一次看看！若某個部位感覺難以貼壁，那就是你的弱項；若無法站直、維持姿勢，就代表你這部分的肌力在衰退，關節遲早會因此不堪負荷。

　　頭和背部無法貼壁或感覺吃力的人，恭喜你察覺到問題了。

　　除了兼顧體態，為了在10年後保有活力、沒有肩膀僵硬或腰痛等問題，將這個動作納入你的日常生活中吧。

不用再做伏地挺身了！

靠刷牙擺脫蝴蝶袖

上臂　整個腹部

左右共做 30秒～3分鐘　中

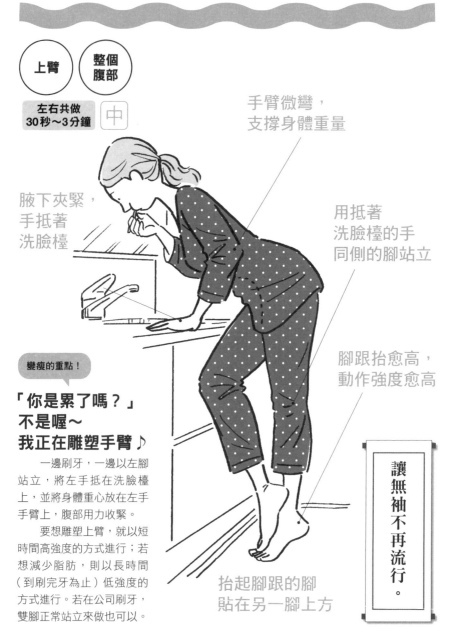

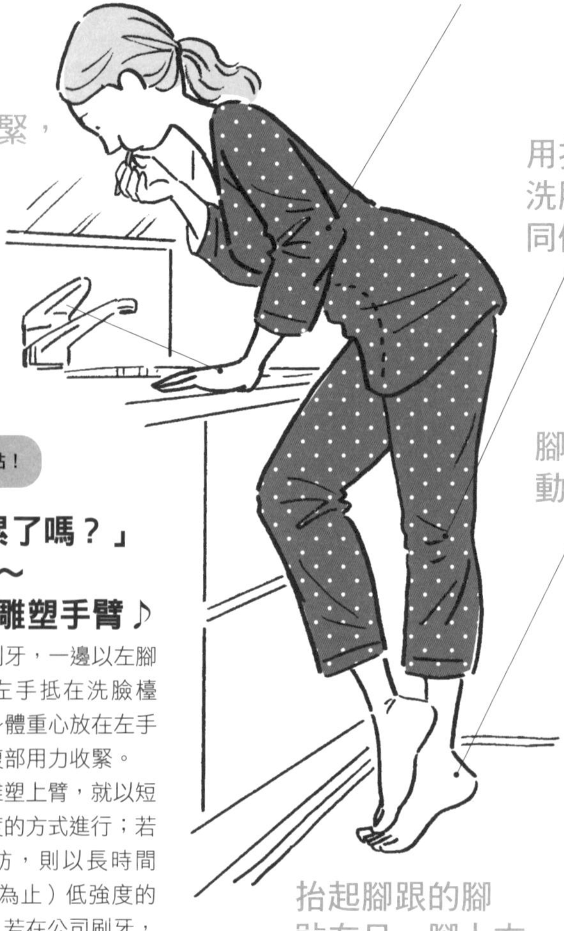
手臂微彎，
支撐身體重量
腋下夾緊，
手抵著
洗臉檯
用抵著
洗臉檯的手
同側的腳站立
腳跟抬愈高，
動作強度愈高
抬起腳跟的腳
貼在另一腳上方

變瘦的重點！

「你是累了嗎？」
不是喔～
我正在雕塑手臂♪

一邊刷牙，一邊以左腳站立，將左手抵在洗臉檯上，並將身體重心放在左手手臂上，腹部用力收緊。

要想雕塑上臂，就以短時間高強度的方式進行；若想減少脂肪，則以長時間（到刷完牙為止）低強度的方式進行。若在公司刷牙，雙腳正常站立來做也可以。

讓無袖不再流行。

也可以這樣做！

單手撐牆 讓手臂後側更緊實！

單手撐牆、單腳站立，身體重心往牆靠。做這個動作的時候，離牆壁愈遠愈吃力。

上臂　整個腹部

左右共做 30秒～3分鐘　弱

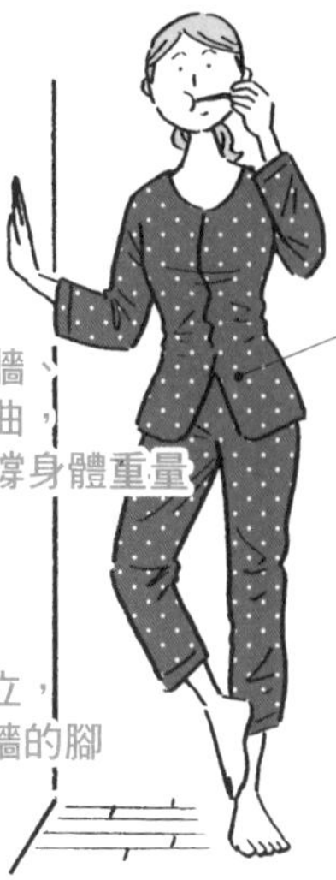

腹部盡可能收緊
單手撐牆、手臂彎曲，以手支撐身體重量
側身站立，屈起靠牆的腳

效果增強！

想讓腹部緊實 就這麼做！

一手抵著洗臉檯一手刷牙。做這個動作時，手腳離洗臉檯愈遠，動作強度就愈高。

平常可以輕鬆地撐牆做，行有餘力再做高強度動作。不過手放在濕濕的洗臉檯上有打滑的風險，請務必小心。

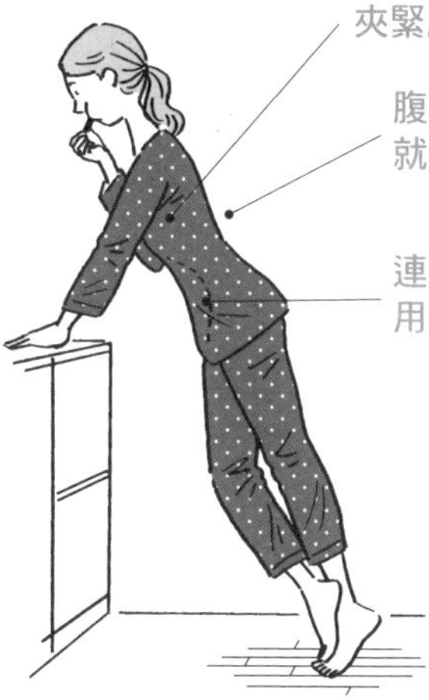

上臂　整個腹部

左右共做 30秒～3分鐘　強

有效利用刷牙的時間！

據說牙齒要刷乾淨，必須刷滿3分鐘。

刷牙時不需要動腦，當然得好好利用這段時間！我自己就從來不會只做「刷牙」這件事。

這裡根據強度，介紹了3種可以瘦腹部跟上臂的動作。

不過刷牙是每天都要做的事情，請選擇不用勉強也能實行的動作來做。

各位也可以根據當天的心情選擇想做的動作。如果想讓腹部跟上臂更緊實，也可以改做高強度的動作。

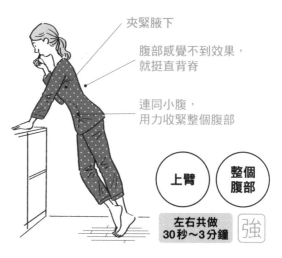

今年能否穿上泳衣就看現在了！

洗臉也能瘦小腹

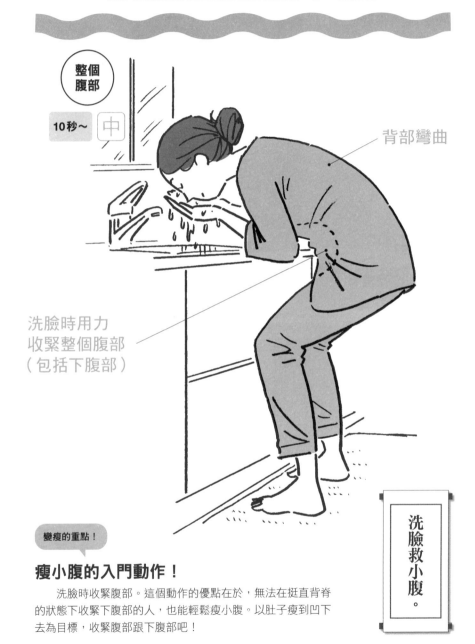

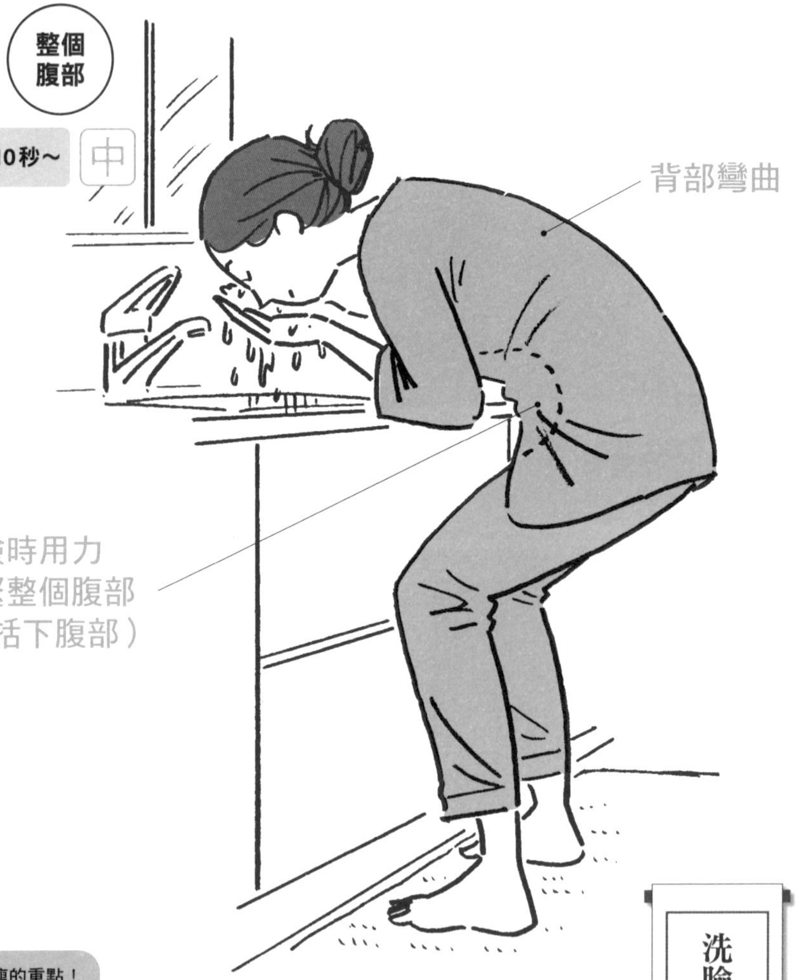
整個
腹部
10秒～
中
背部彎曲
洗臉時用力
收緊整個腹部
（包括下腹部）

變瘦的重點！

瘦小腹的入門動作！

洗臉時收緊腹部。這個動作的優點在於，無法在挺直背脊的狀態下收緊下腹部的人，也能輕鬆瘦小腹。以肚子瘦到凹下去為目標，收緊腹部跟下腹部吧！

洗臉救小腹。

也可以這樣做！

即使腰痛也能做！

以雙手往前、夾緊腋下的姿勢靠著洗臉檯，洗臉的同時收緊腹部，能減輕腰部的負擔。請盡可能堅持這個動作到洗完臉。

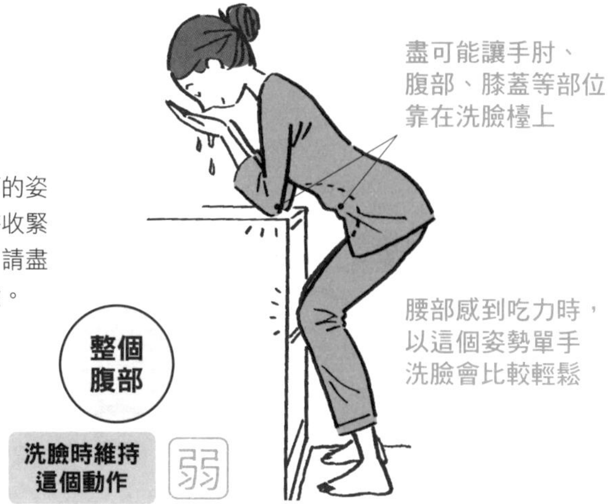

效果增強！

目標是瘦全身！

以接近深蹲的姿勢，一邊洗臉一邊收緊腹部。這個動作能同時刺激到上半身和下半身的肌肉，推薦給感覺腳跟腰的力量漸漸流失的人。

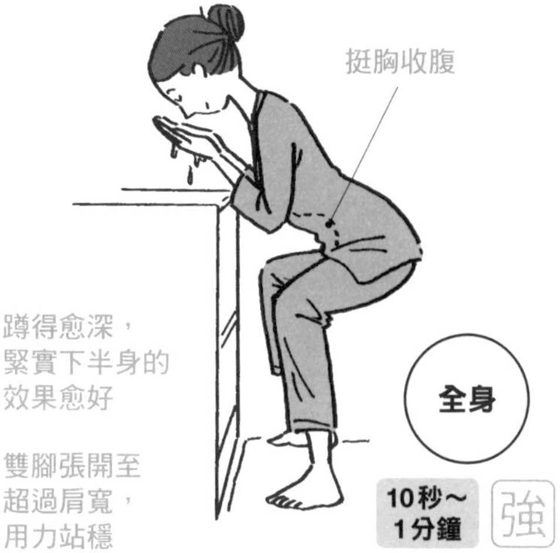
挺胸收腹
蹲得愈深，
緊實下半身的
效果愈好
雙腳張開至
超過肩寬，
用力站穩
全身
10秒～
1分鐘
強

預防腰痛的同時鍛鍊出平坦小腹！

洗臉時做這個讓腹部下凹的動作，不僅可以達到瘦小腹的目的，還能有效預防腰痛。

收緊腹部，會連帶使影響腹部線條的腹橫肌收縮，並讓肌肉有著如同穿戴護腰般的感覺，因此能有效預防腰痛。

此外，彎下背部會比站直時更容易收緊下腹部。請根據個人需求，選擇能夠達成的洗臉動作。

我以前深受腰痛所苦，所以會特別根據腰部狀態來選擇洗臉動作。

瘦下來跟瘦不下來的人
有什麼不一樣？
1

擅長訂目標的人
vs
不懂得訂目標的人

總是訂定「在我瘦到○kg以前，絕對不跟人出去喝酒聚餐」以及「我絕對要○○」這類目標的人，通常瘦不下來。正確來說，這種人瘦下來後往往都會復胖。

雖說訂定明確的目標是好事，但在減重方面就難說了。朝著明確的目標努力邁進，但一旦「達成目標」就等於「抵達終點」，導致在這之後又會回到復胖之路。

相反地，瘦得下來的人會訂定眼下就可以達成的目標，像是「肚子不餓時再去採買」、「吃飯只吃八分飽」，將焦點放在能連結到瘦身的行動上。只要累積這些簡單的行動，就能有要瘦身，且不用擔心復胖。

第2章

家事

將日常瘦身動作
加進例行家事中

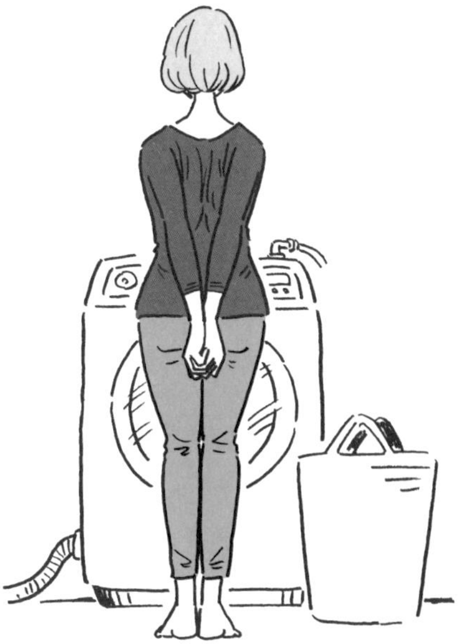

用餐前先消耗卡路里吧！

等微波時料理背部的肉！

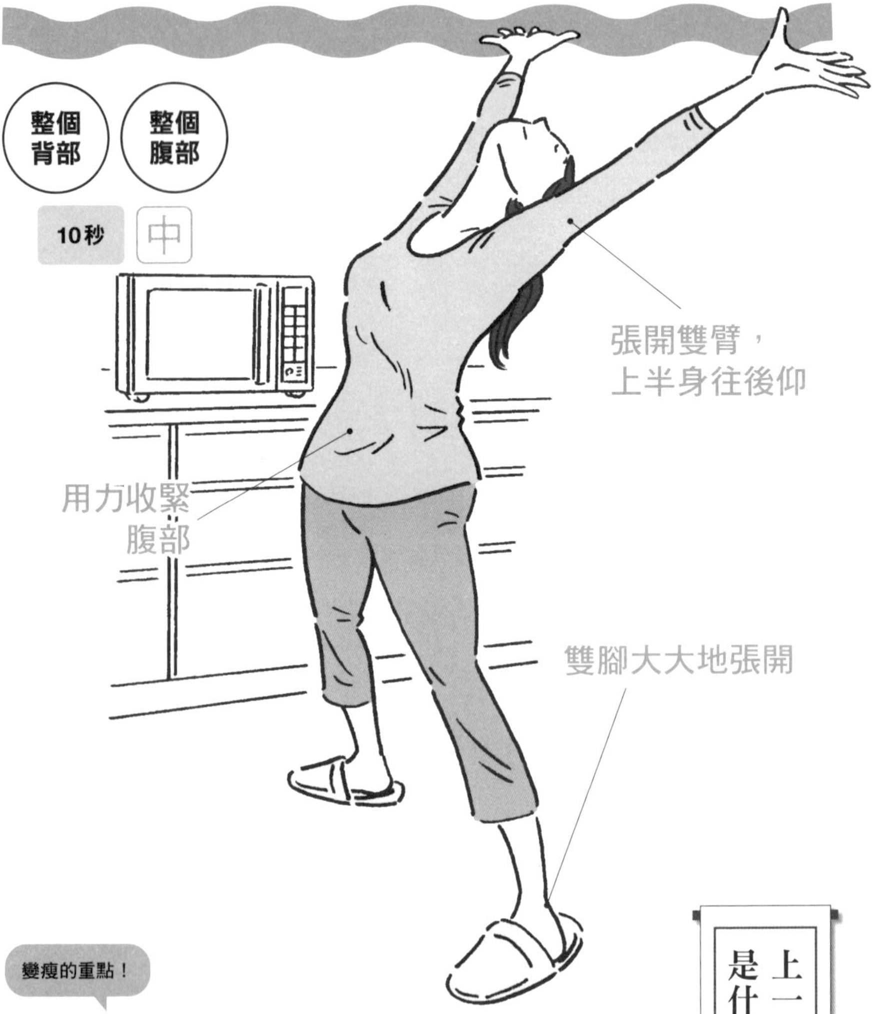

變瘦的重點！

背部對身體而言非常重要，用背部來抗衡下垂的腹部吧！

雙臂大幅張開、身體盡可能後仰，由於平常幾乎不會做這種動作，可以藉此活動容易僵硬的背肌、以及腰腹一帶的肌肉。身體後仰時，腹部會被拉伸開來而難以收緊；但在這時還收緊腹部，便能有效改善腹部下垂的問題。

上一次身體後仰是什麼時候呢？

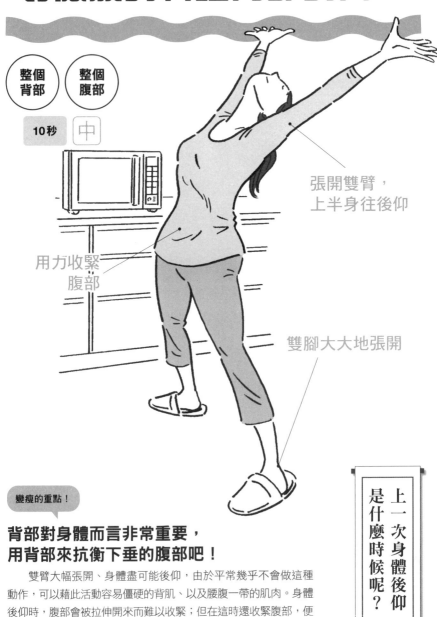

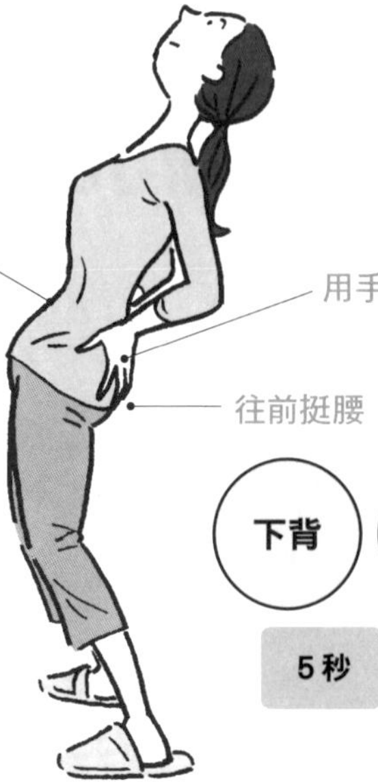
收緊腹部
用手撐住腰部
往前挺腰

也可以這樣做！

腰部支撐不住，可以這麼做

雙腳大幅張開，用手撐住腰部，挺腰的同時收緊腹部。久坐而感覺疲勞時，可以做這個動作促進腰腹一帶的血液循環，消除腰部的疲勞感！

下背　整個腹部

5秒　弱

這裡要注意！

要小心別造成腰部負擔

你是腰部前彎還是後仰時感覺吃力，又或者完全沒問題呢？感覺因人而異，所以請聆聽身體的聲音。如果不是不舒服的痛感、做完後感覺腰變得輕鬆了，就可以繼續做。

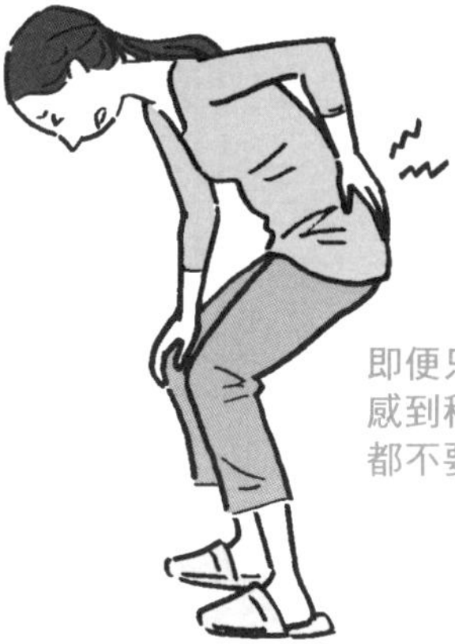

即便只是感到稍微疼痛，都不要再繼續做了

上半身後仰，可以維持背部健康

各位難道不覺得等微波爐很浪費時間嗎？學會這個動作就不會這麼認為了，現在正是你改變人生的時刻。

隨著年齡增長，背部跟腰部都會漸漸前彎，但想必沒有人會變成身體後仰吧？這是因為我們的視線都專注在前方，而且日常生活中的大小事幾乎都會讓身體前傾。

因此，上半身後仰可以維護背部健康，同時還是刺激背部跟腹部肌肉、養成小蠻腰的捷徑。不只能讓身材變苗條，還是能讓身體長久保持柔韌的入門方法。

用餐前先活動上臂

等微波時料理蝴蝶袖！

上臂

左右各做10秒 中

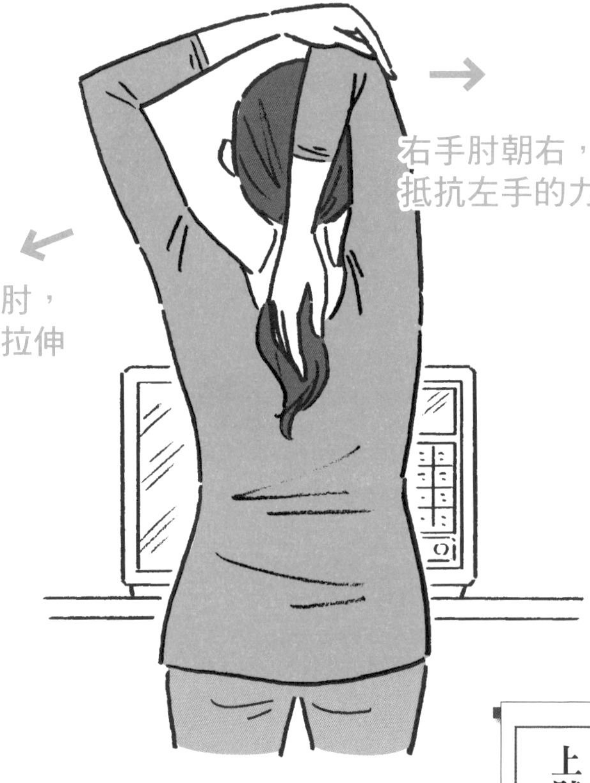
右手肘朝右，
抵抗左手的力量
左手抓住右手肘，
用力往左後方拉伸

變瘦的重點！

手臂後側撕裂般的緊縮感代表有效改善鬆弛肌肉

上臂朝上、手肘彎曲，一手抓住彎曲的手肘朝頭部拉伸，另一手朝反方向伸展。這個動作能緊實上臂，做完後請比較看看拉伸和未拉伸過的手臂後側。感覺拉伸過的手臂變得緊實，就代表有確實做對動作。另一隻手臂也要進行一樣的動作。

上臂怎麼像飛鼠一樣？

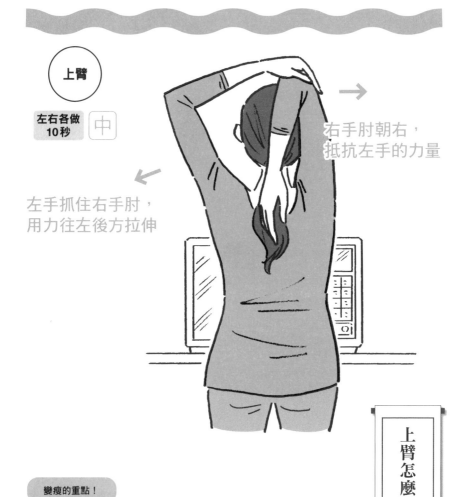

也可以這樣做！

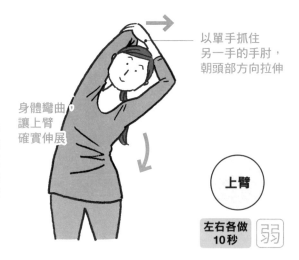

確實伸展，將會感受到手臂變得更緊實！

抓住手肘、拉伸手臂後側的動作，能讓身體變得更柔軟。可以只做這個動作，也可以進行其他鍛鍊上臂的動作後這麼做，會提高緊實的效果。

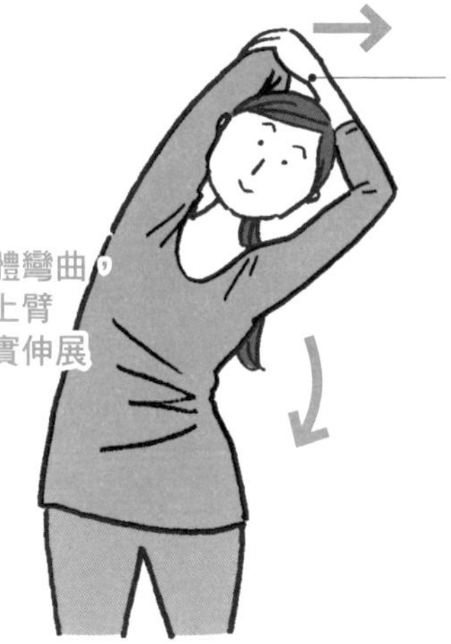

上臂

左右各做
10秒　弱

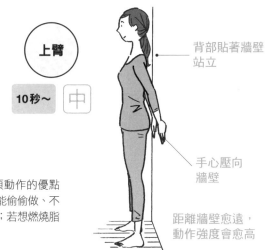

上臂

10秒～　中

效果增強！

一併介紹能緊實上臂的貼壁動作！

將身體後側貼著牆壁。這項動作的優點是，只要有牆壁就能進行，而且能偷偷做、不被人發現。可以短時間用力貼壁；若想燃燒脂肪，請延長動作時間。

手臂後側不常使用而容易堆積脂肪

脂肪容易堆積在上臂後側；反之，手臂前側能鍛鍊出二頭肌。

這個差異便是平常是否有在使用該處肌肉所造成的。

手臂彎曲時會動用到手臂前側肌肉，伸展手臂時會動用到手臂後側肌肉。知道這個原理，就能找機會鍛鍊手臂後側肌肉了。

我經常在等人的時候，若無其事地將手壓向身後的牆壁，這樣一來就能偷偷變瘦了！

擁有自我想像力是好事！

微波爐前鍛鍊模特兒美腿

整個腹部　整個背部　大腿前側

左右各做 10～30秒　中

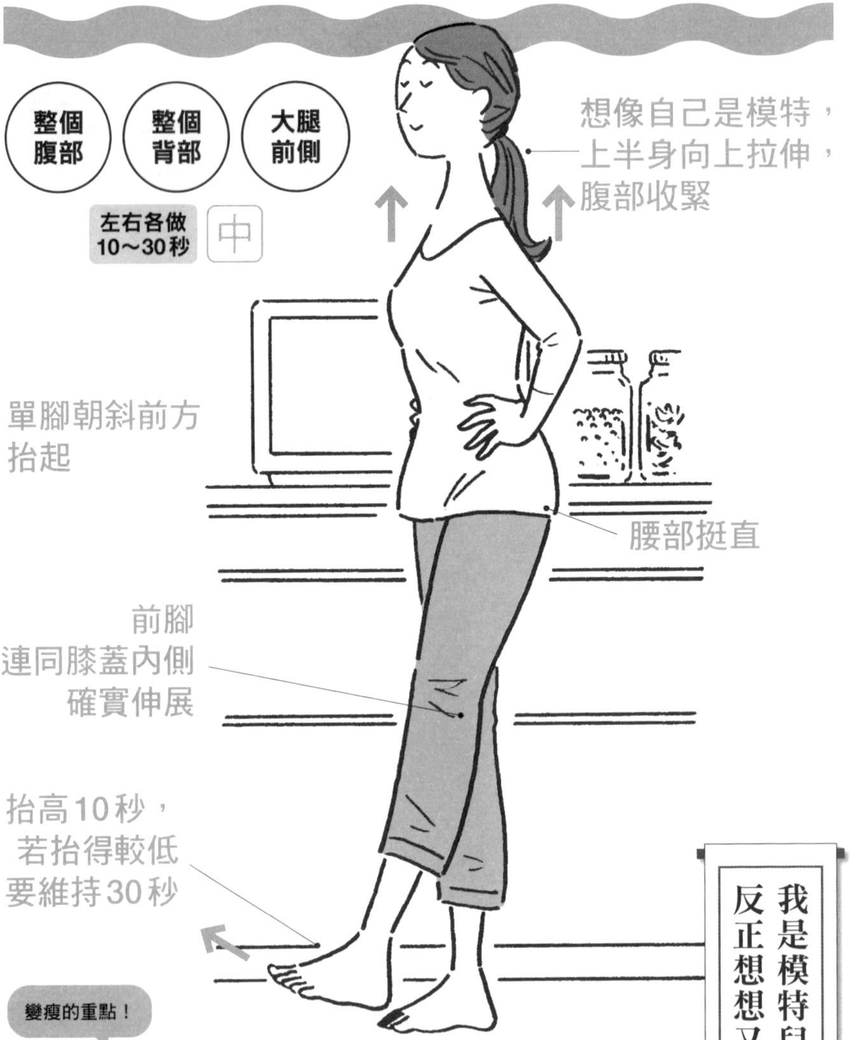
我是模特兒！
反正想想又不花錢～

變瘦的重點！

確實伸展腳邁步能鍛鍊出纖細美腿！

一腳向前抬高，另一腳金雞獨立。這項動作運用到的肌肉，跟邁出步伐時所用的肌肉相同。舉例來說，做這項動作1千次，等於走了1千步。換言之，走路時有沒有確實運動到大腿，會影響到大腿的脂肪量多寡。

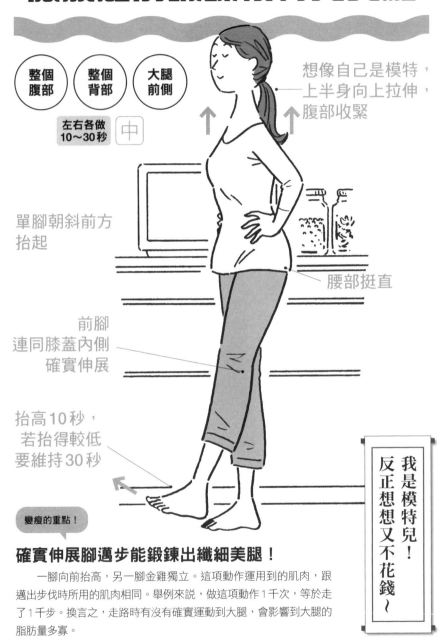

效果增強！

上半身不夠強健 會對下半身關節造成負擔

先將一腳向前伸出，再抬高另一腳的腳跟。這個動作看似簡單地大步向前，其實可以有效鍛鍊到行走所需的肌肉群。需要注意的是，如果上半身的力量不足就大步跨步，可能會給髖關節和膝蓋帶來壓力。因此，比起單純抬高腳步，更應該優先專注於上半身的延伸與穩定，讓身體保持向上拉長的姿勢。

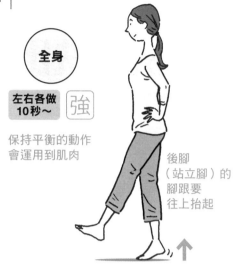

全身

左右各做10秒～

強

保持平衡的動作會運用到肌肉

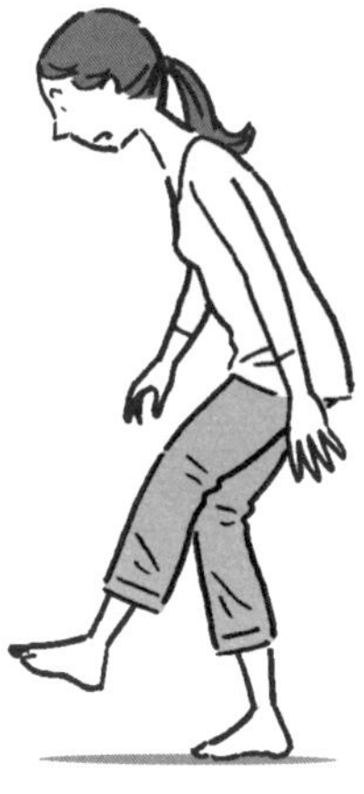

這裡要注意！

靠重力走路是造成下半身肥胖的原因

如果上半身的拉伸力不足，雙腳的動作便無法充分發揮，導致脂肪堆積。

而且不僅會造成下半身肥胖，還會給人走路不穩的印象。長此以往，腿部線條可能會受到影響，並且更容易出現膝蓋等關節疼痛問題。

請想像自己用緊實的雙腳邁出俐落的步伐

光是腳往前抬，整個身體就搖搖晃晃的，導致心情低落到不想繼續做這項動作。這時，請試著這麼想：無論是讀書、跳舞、唱歌、打電動等，做任何事都不可能從一開始就擅長。

隨著成長，我們往往會不自覺地對不擅長的事產生羞恥感。然而，不擅長並不代表無能，反而說明進步的空間很大。何不試著這樣想像呢？不論何時，都可以憧憬自己擁有緊實有力的雙腿，邁出穩健的步伐，懷著期待的心情踏出下一步。

先不要用洗碗機！

洗碗洗出完美翹臀

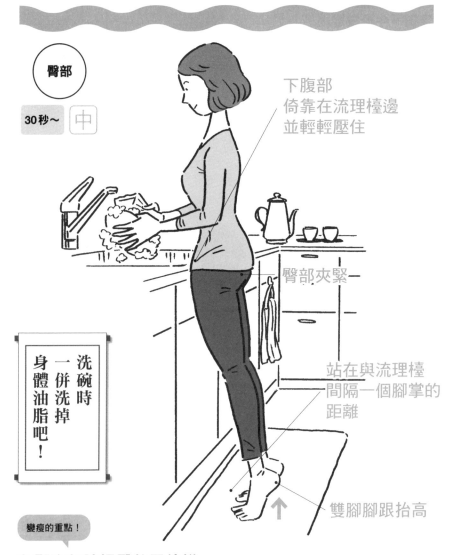

臀部

30秒～ 中

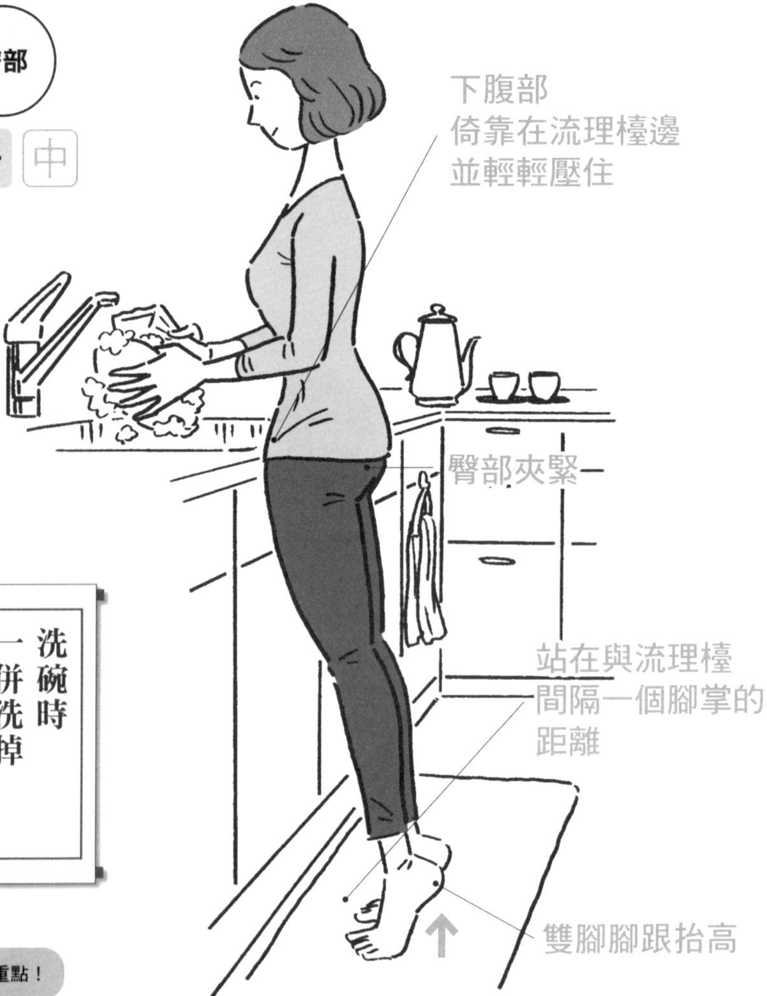
下腹部
倚靠在流理檯邊
並輕輕壓住
臀部夾緊
站在與流理檯
間隔一個腳掌的
距離
雙腳腳跟抬高

洗碗時一併洗掉身體油脂吧！

變瘦的重點！

收緊腹部讓提臀效果倍增

腹部輕輕倚靠在流理檯邊，站在離流理檯一段距離處，並將腳跟抬高。腹部收緊時，會帶動臀部肌群，自然地讓臀部上提。一邊收緊腹部、一邊進行這項動作，能有效感受到提臀效果。

效果增強！

如果希望更快達到提臀效果就這麼做

依照右頁的動作提示，再將單腳向後抬高，可以更有效地達到提臀效果。腿部重量會給臀肌造成負擔，所以會感覺有些吃力。如果覺得負荷過大，可以不抬起腳，讓腳尖輕觸地板支撐。身後有牆壁的話，也可以將後腳靠在牆上，藉此穩定姿勢。

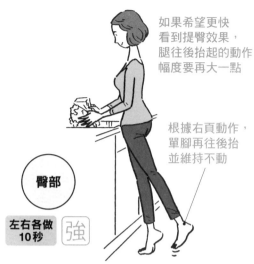

也可以這樣做！

比深蹲還容易！有助於瘦下半身

洗碗時，腹部輕靠在流理檯邊，腰部微微下沉。這個動作主要鍛鍊大腿內側與臀部，並帶動整個下半身的肌肉。進行時可以輕觸自己想加強的部位，若感覺硬硬的，就表示動作沒問題。

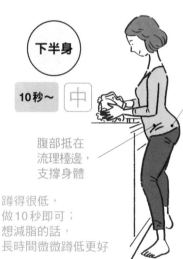

放空洗碗時最適合做這項動作

相比做菜，洗碗時不需要思考太多，所以若平時難以抽空照顧自己的身體健康，不妨充分利用這段時間吧！洗碗正是一個合適的時機。

不過，切勿在炒菜等需要靠近火源的時候，進行這項動作。

附帶一提，這項動作的優點有兩個。

首先，這個動作輕鬆易行，但效果顯著。

其次，各位可以在邊洗碗邊做這項動作的同時，看電視或與家人聊天，搭配任何日常活動一起進行。

衣服洗好了，但還要等脫水……

等衣服脫水時擠出脂肪

全身　O型腿

10～30秒　強

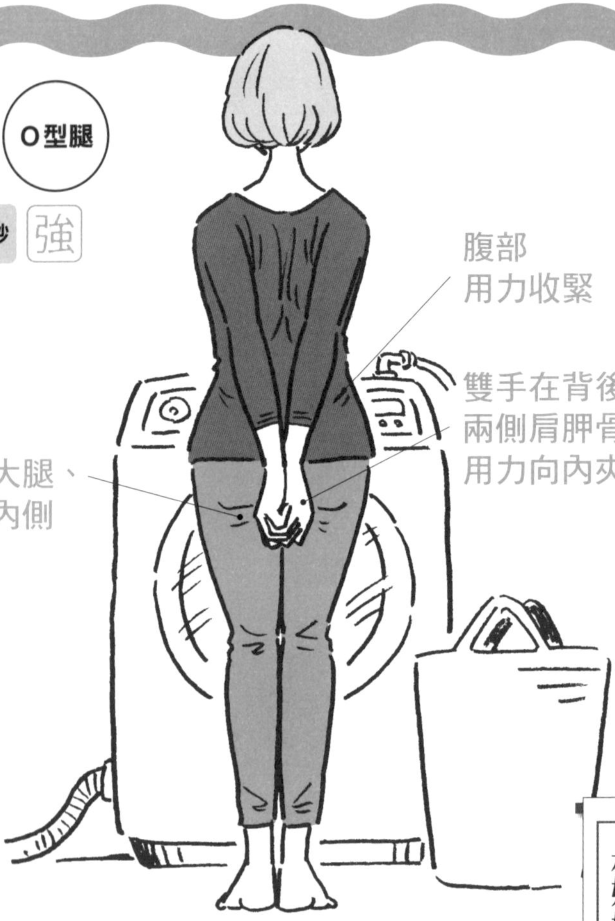
雙手在背後交握，
臀部、大腿、
小腿向內側
夾緊

小學生會用背部來區分是姊姊還是阿姨……

變瘦的重點！

想像衣服脫水的感覺，擠出體脂肪

這個動作同時運用到3種主要的身體力量：收攏肩胛骨、收縮腹部、向內收緊下半身。可有效改善體態變差、腹部凸出及下半身肥胖等問題。雖然這些力量對身體都很重要，但建議針對自己特別想要矯正的部位施加更多力道。

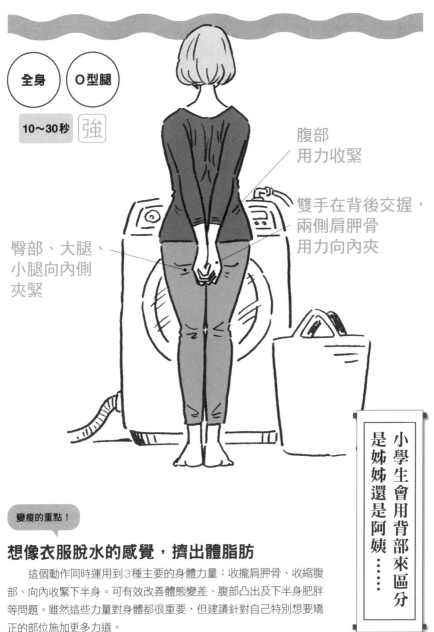

也可以這樣做！

究極動作！透過鍛鍊讓體態變美

想要擁有好看的體態，我強烈推薦大家熟練這個動作，並每天持續練習。這項動作隨時隨地都能進行，即使在外面，也可以毫不張揚地完成。

按照右頁動作，
但雙手不在背後交握，
肩膀輕輕往後即可

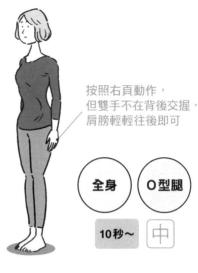

全身　O型腿

10秒～　中

這裡要注意！

要小心別讓身體往前或往後傾斜

即使確實收緊身體，一旦身體傾斜就會失去效果。請想像身體貼緊著牆壁來進行動作。

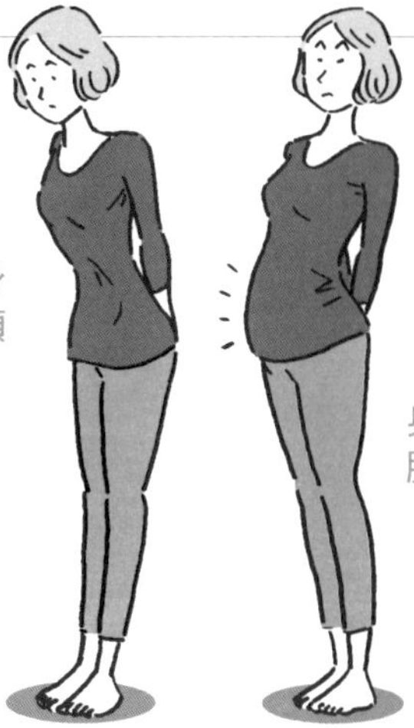

用盡全力做30秒或以不到一半的力量拉長動作時間

這項動作無須挑選特定的地點和時間，隨時隨地都可以執行。

不過正因如此，也很容易忘記做。

所以建議先選擇固定的生活情境來進行這項動作。像我自己會選擇等待洗衣機運轉的時間，或是等紅綠燈的空檔來進行。

做這個動作，可以集中力量做30秒，也可以使用較輕的力量並延長持續時間。

由於會動用到全身肌肉，特別推薦給覺得新陳代謝緩慢的人，不妨試著做做看！

讓正在洗的衣服變寬鬆！

利用洗衣機來瘦小腹

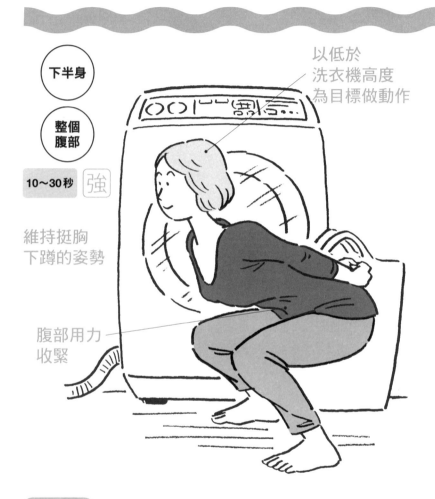

下半身

整個腹部

10～30秒 強

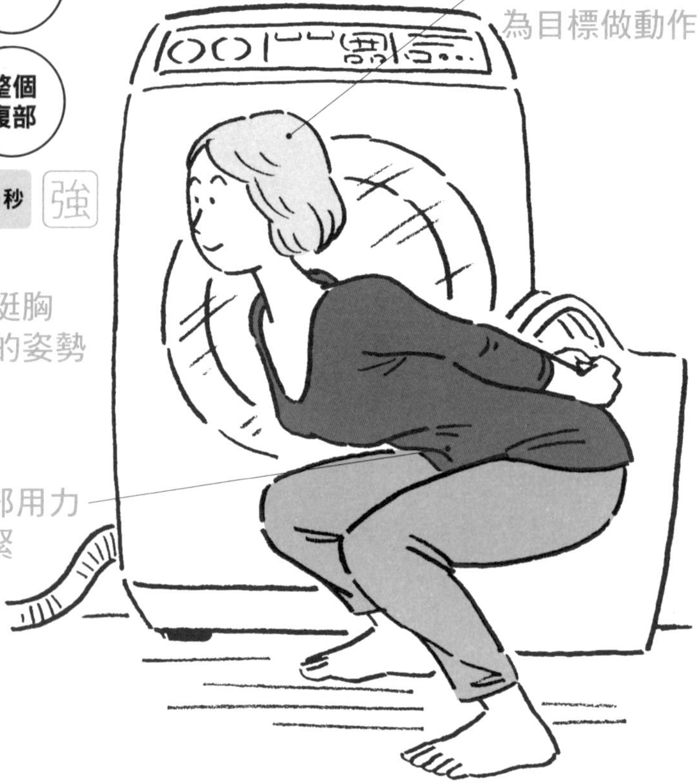
以低於
洗衣機高度
為目標做動作
維持挺胸
下蹲的姿勢
腹部用力
收緊

變瘦的重點！

使用蹲式馬桶的姿勢

這個動作是利用上半身的重量來增加負荷，有助於瘦下半身，特別推薦給想改善腹部和下半身鬆弛的人。隨著坐式馬桶普及，現代人的足部與腰部力量已不如過去。因此，在如今長壽時代中，這種需要腰部下沉、用力站穩的動作，十分值得一試。

肉肉飛走吧！

也可以這樣做！

想瘦腹部的人可以這樣做

做這個動作時，不用蹲太低，避免下半身太吃力，專注於夾緊背部、盡全力收腹就好。下蹲的深度會影響動作強度，適度即可。若感覺膝蓋和腰部不穩，可以將臀部輕抵著牆。

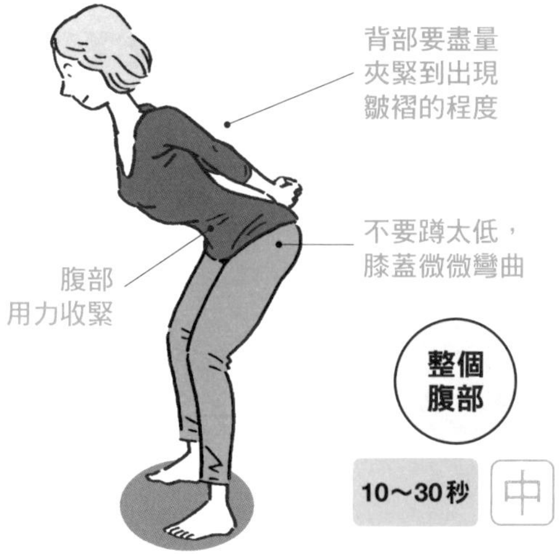

效果增強！

臀部輕倚牆壁會比較容易進行動作

無論何種動作，都能逐漸鍛鍊出肌力，最終讓身體變得緊實。

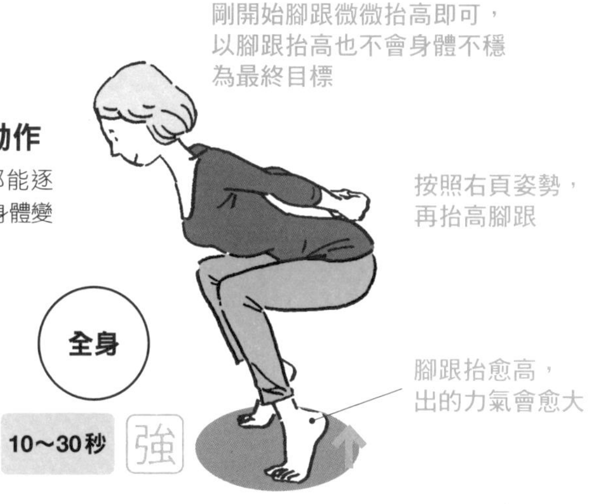
剛開始腳跟微微抬高即可，以腳跟抬高也不會身體不穩為最終目標
按照右頁姿勢，再抬高腳跟
全身
腳跟抬愈高，出的力氣會愈大
10～30秒
強

身體下蹲、用力站穩，讓身體變緊實

最常見的蹲姿動作莫過於深蹲。深蹲可鍛鍊全身，是非常好的運動，但對我而言，反覆起身下蹲既麻煩又容易感到吃力，所以我不太做深蹲。

不過，雖然日常生活中不需要短時間內多次起身下蹲，但如果未來蹲不下去可能會造成不便，而且我也想瘦下半身……因此，我想到了身體下沉、用力站穩的動作。

隨著腰部下沉的深度不同，這項動作的強度和影響部位也會略有變化。進行時收緊腹部，整個下半身會更緊緻有力。

每天都想曬衣服！

靠曬衣服打造深V豐胸

胸部

數秒 × 件數 弱

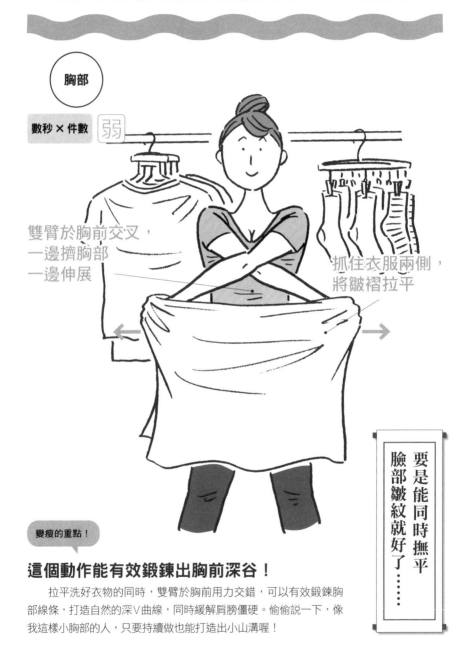

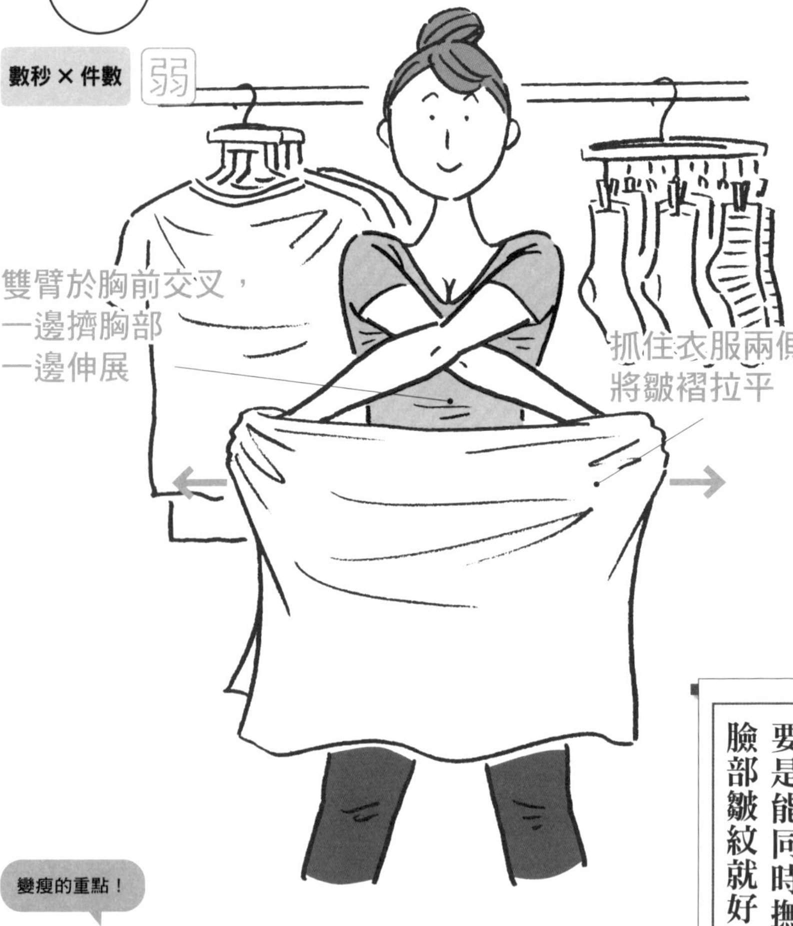
雙臂於胸前交叉，
一邊擠胸部
一邊伸展
抓住衣服兩側，
將皺褶拉平

要是能同時撫平臉部皺紋就好了……

變瘦的重點！

這個動作能有效鍛鍊出胸前深谷！

拉平洗好衣物的同時，雙臂於胸前用力交錯，可以有效鍛鍊胸部線條，打造自然的深V曲線，同時緩解肩膀僵硬。偷偷說一下，像我這樣小胸部的人，只要持續做也能打造出小山溝喔！

也可以這樣做！

好好將衣服拉平就不用熨斗了

雖然平時只要輕輕拉開就好，但這動作其實會動用到手臂內側肌肉。不過，若僅用日常的力道，效果幾乎不明顯，因此關鍵在於最後那一下要用力拉開。請集中力量，充分運用雙臂來完成這個動作。

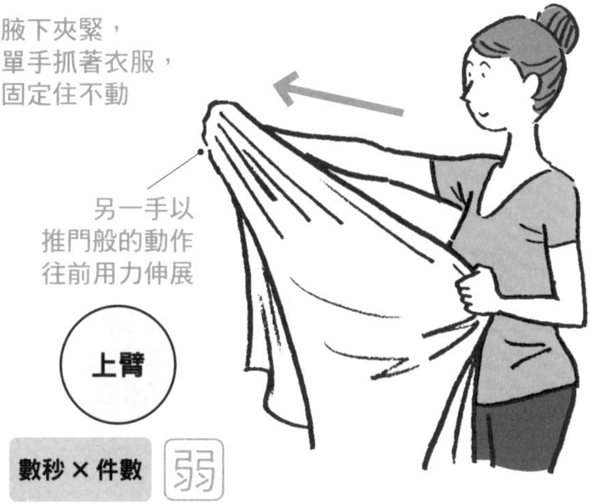
腋下夾緊，
單手抓著衣服，
固定住不動
另一手以
推門般的動作
往前用力伸展
上臂
數秒×件數
弱

也可以這樣做！

從背部來進行豐胸的方法

將胸部往前挺的同時，拉開洗好的衣物，這個動作能有效運用肩胛骨周圍的肌肉。為了提升肩關節的柔軟度，可以稍微用力一點。

此外，透過背部拉伸來強化支撐，其實會比直接鍛鍊胸部更能快速顯現出豐胸效果。

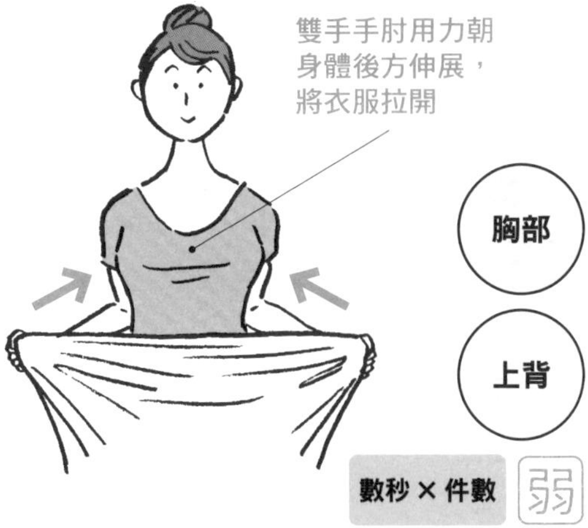
雙手手肘用力朝
身體後方伸展，
將衣服拉開
胸部
上背
數秒×件數
弱

這個動作做起來真愉快！

若洗好的衣物直接晾乾，等到曬乾時往往會皺巴巴的。雖然將衣物拉平再晾有點麻煩，但這樣做可以減少使用熨斗的次數，從而節省熨燙的時間和電費，可謂一舉兩得。

這裡介紹的三種動作，也可以隨心情搭配收腹或抬腳跟的動作。

我其實不太喜歡曬衣服，所以會放點音樂來調節心情。

做完這些動作後，心情會變得很愉快。不過要注意控制力道，別因為過於投入而不小心把衣服拉壞了！

不花錢就能擁有去健身房的效果！

吸塵器是美腿夥伴

大腿前側　大腿後側　臀部　整個背部　整個腹部

左右各做10次　強

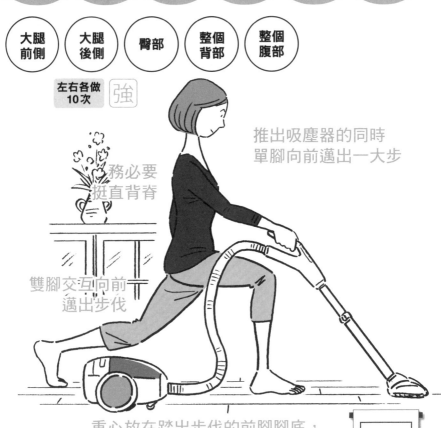

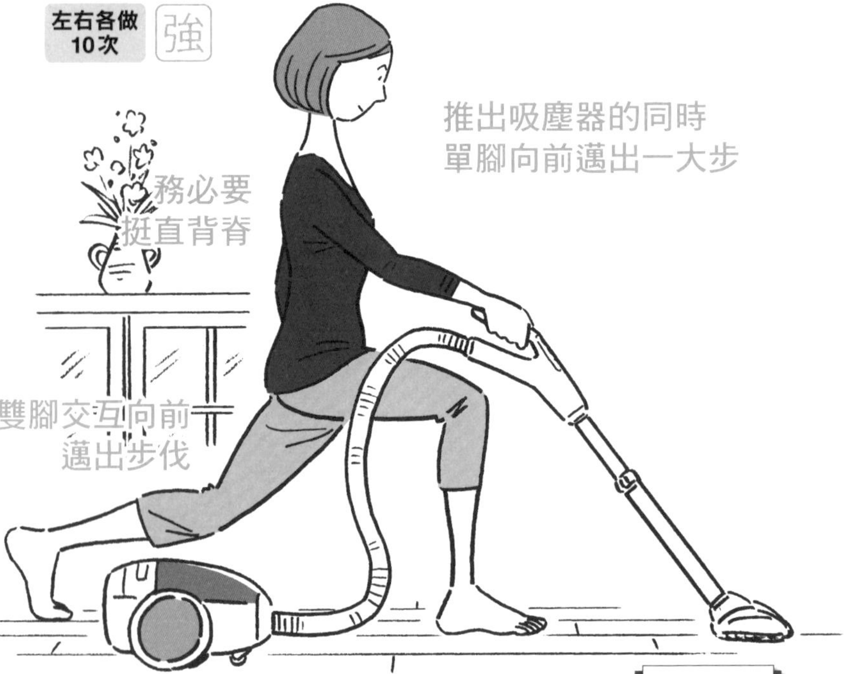
推出吸塵器的同時
單腳向前邁出一大步
務必要
挺直背脊
雙腳交互向前
邁出步伐

重心放在踏出步伐的前腳腳底，
以另一腳收回

變瘦的重點！

雕塑大腿的同時
鍛鍊出結實的蠻腰和美腿

使用吸塵器時，單腳向前邁出一大步，保持上半身挺直。這個動作的姿勢與「前跨弓箭步」相同。如果在進行時身體不穩，可減少下蹲的幅度，這樣會更容易保持平衡。

省下的健身房費要用來做什麼呢？

也可以這樣做！

利用吸塵器在不知不覺間達到提臀效果！

使用吸塵器的同時，抬起後腳。這個動作類似「髖關節伸展」，都是撐住上半身，並將腿向後抬高。請注意，進行時要保持背部挺直，不要彎腰駝背，以免造成不必要的壓力。

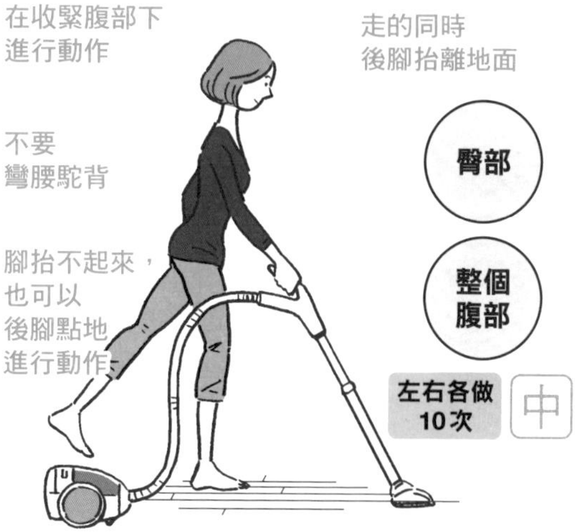
在收緊腹部下
進行動作
走的同時
後腳抬離地面
不要
彎腰駝背
腳抬不起來，
也可以
後腳點地
進行動作
臀部
整個
腹部
左右各做
10次
中

這裡要注意！

不要讓姿勢變得「老態龍鍾」

使用吸塵器後，感覺腰又痠又累的話，很容易引發或加劇腰痛問題。有的人光是在吸地板時彎腰，就漸漸患上腰痛。因此，使用吸塵器打掃時，記得保持上半身挺直，這樣就能大幅降低腰部的疲勞感。

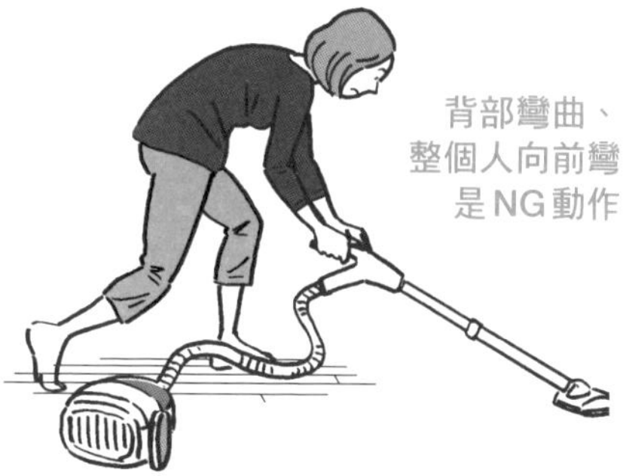
背部彎曲、
整個人向前彎
是NG動作

就算不喜歡打掃，也請務必做看看！

使用吸塵器的頻率確實因人而異。不喜歡打掃的人，可以抱著一石二鳥的心態，試著增加吸塵器的使用次數！

這項動作會使用到的肌肉群，幾乎與在健身房常見的重量訓練相同。

雖然要鍛鍊出豐盈翹臀或發達肌肉，通常還是需要借助沉重的啞鈴等健身器材，但如果目標只是雕塑體態，利用自體重量來增加負荷就可以了。

另外，如果只想讓身體更緊實，而非追求大塊肌肉，以不過度吃力的方式訓練，反而能更有效地達到理想效果。

只做1秒也有效！

邊開冰箱邊消耗熱量

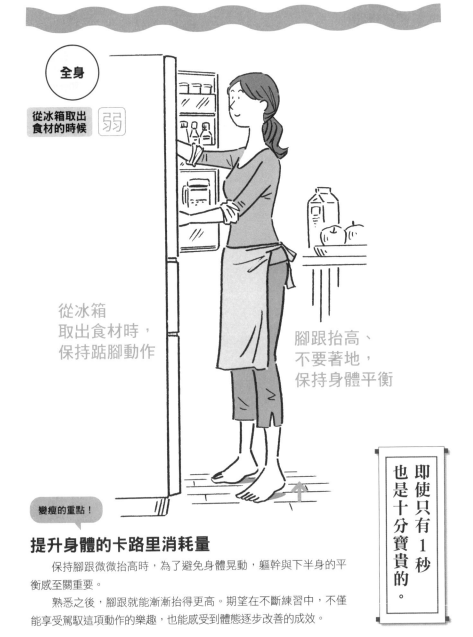

全身

從冰箱取出食材的時候 弱

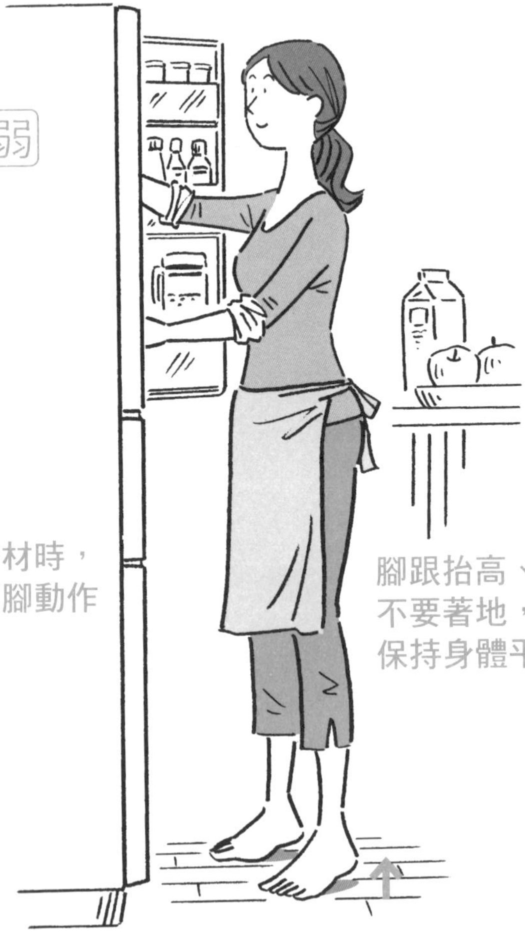

從冰箱取出食材時，保持踮腳動作

腳跟抬高、不要著地，保持身體平衡

即使只有1秒也是十分寶貴的。

變瘦的重點！

提升身體的卡路里消耗量

保持腳跟微微抬高時，為了避免身體晃動，軀幹與下半身的平衡感至關重要。

熟悉之後，腳跟就能漸漸抬得更高。期望在不斷練習中，不僅能享受駕馭這項動作的樂趣，也能感受到體態逐步改善的成效。

也可以這樣做！

趁拉抽屜時 輕鬆瘦腹部

拉開冰箱抽屜的同時，收緊腹部。在各種日常生活姿勢中收緊腹部，不僅能增強腹部核心力量，還能有效瘦腹。

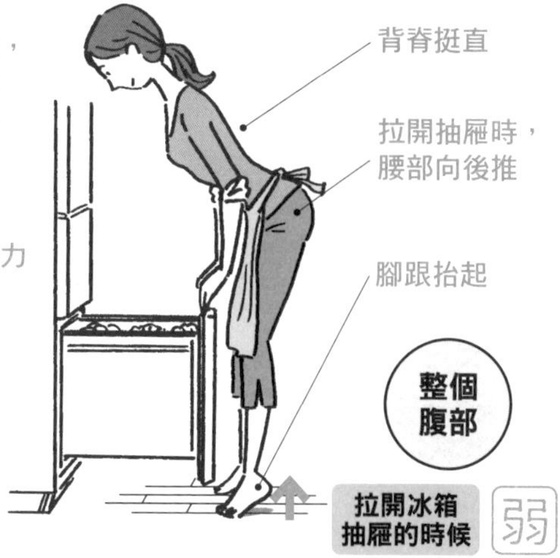
拉開抽屜時，請站在不會擋到抽屜的位置
盡可能地用力收縮腹部

效果增強！

抬腳動作 其實不會傷腰

上半身前傾的同時抬高單腳，這個動作能有效鍛鍊腹部與臀部肌群。

大家是否注意過打高爾夫球的人在撿球時，會做出類似的動作？其實這項看似雜技的動作，能有效減輕腰部負擔。記得左右兩側都要做喔！

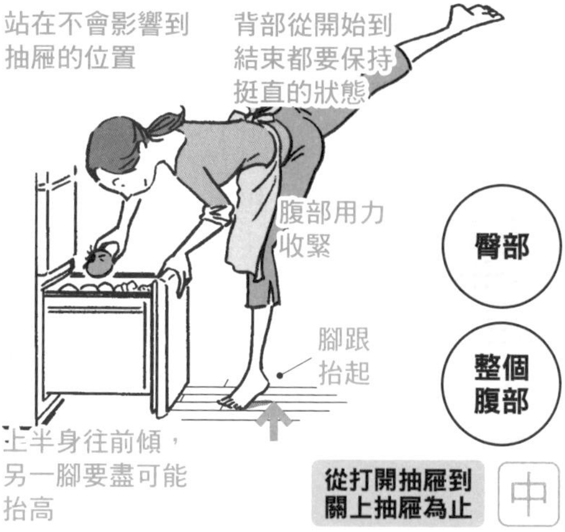

不用做特地運動 靠日常動作就OK

學生時期，我總是感到自卑，尤其是與運動神經優異的姊姊相比更是如此。參加體育活動時，總感覺是自己拖累隊友，跑步也是倒數第一；而且認為「擅長運動才能瘦下來」，時常羨慕體育社團的同學。

過去我長時間被「一定要運動才能改變體型」的觀念束縛，但現在我充滿信心地相信，透過日常動作就能改變體態，並想將這個觀念分享給大家。

先別笑這些看似誇張的動作，請在日常生活中愉快地運用身體來感受這些改變吧。

早晚各做一遍！

開關窗簾打造平坦小腹

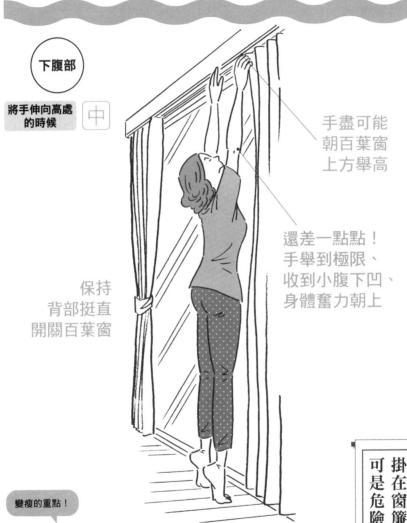

下腹部

將手伸向高處的時候　中

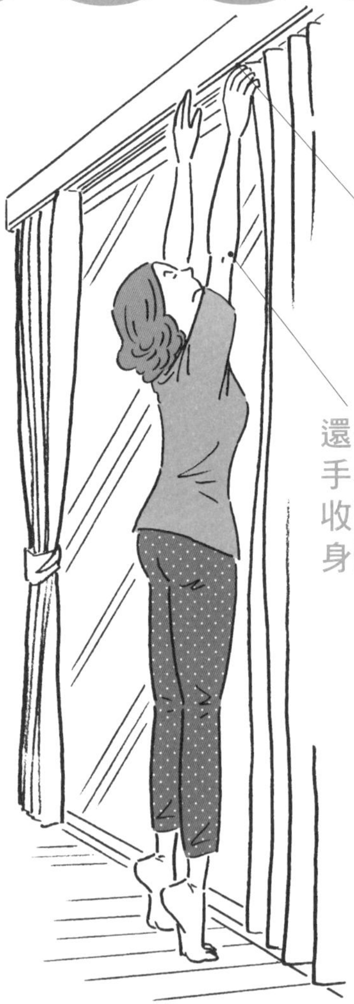
手盡可能
朝百葉窗
上方舉高
還差一點點！
手舉到極限、
收到小腹下凹、
身體奮力朝上
保持
背部挺直
開關百葉窗

掛在窗簾上
可是危險行為喔！

變瘦的重點！

推薦給明明很瘦卻有小腹的人！

開關百葉窗的同時，可以嘗試大幅度伸展並收緊腹部。如此伸展肌肉，非常有助於瘦出平坦小腹。在上半身向上伸展的過程中，集中意識於下腹部並用力收緊。透過將這些小動作融入日常生活，就能輕鬆達到瘦身效果！

也可以這樣做！

活用窗簾控制繩

以手肘固定不動的方式伸展手臂。這項動作會運用到上臂肌肉。

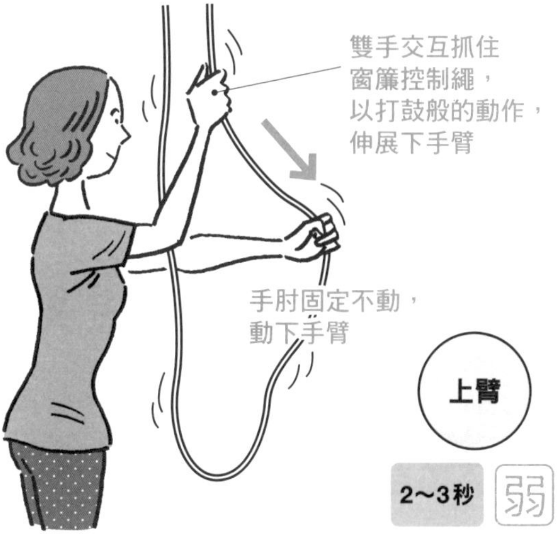

也可以這樣做！

一般窗戶 也能代替健身器材

開關門窗時，保持手臂伸直。不過建議不要完全伸直，手肘可以微微彎曲。手肘彎曲得愈多，能更有效地鍛鍊到二頭肌喔！

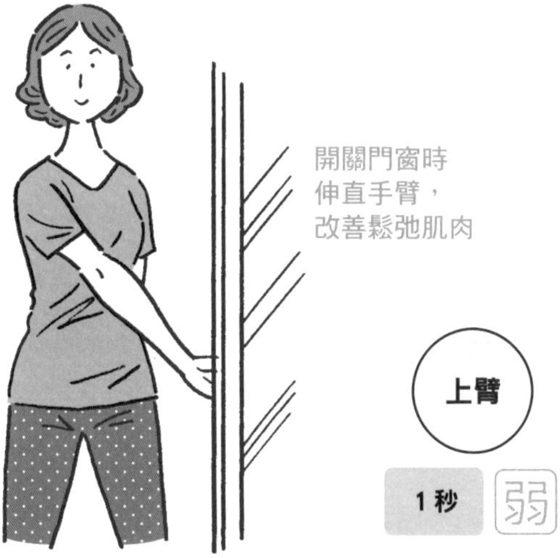
開關門窗時
伸直手臂，
改善鬆弛肌肉
上臂
1秒
弱

容易遺忘的上臂也能日常鍛鍊！

幾年前，我有段時間魔心力顧及體態，頂多在出門時用力收緊腹部而已。直到某天，我看到一張照片，驚訝地發現自己的上臂養了一隻小飛鼠——哦，這可不是什麼可愛的情境！

我心想：「糟糕了！」根本來不及失落，馬上開始在日常生活中鍛鍊上臂肌肉。就這樣做了大約一年的時間，體態明顯出現變化。

這次經歷讓我深刻感受到，任何事都可以重新開始，沒有什麼是無法挽回的！

瘦下來跟瘦不下來的人
有什麼不一樣？

2

想短期瘦身的人

vs

規劃長期瘦身計畫的人

老實說，應該任誰都希望快點瘦下來吧！ 但遺憾的是，短期瘦身的人基本上是「瘦不下來」的人。因為即便都是減輕5kg，跟花1年的人相比，花3個月就瘦下來的人更容易復胖。

無論是靠飲食還是運動減重，結果都相同。「反覆減重之後，變成無論做什麼都很難讓體重減輕的狀態」「明明要減重，結果卻變胖了」──有這類困擾的人出乎意料地多。

為什麼短期瘦身的人容易復胖呢？ 我不太清楚詳細機制，但請試著想像一下：對生物而言，體重減輕具有一定的風險。因此，體重驟減就會驅動體重回升的力量。而長時間減重的體重減少方式溫和，身體就不易察覺這樣的變化，進而得到良好的瘦身效果。

第 3 章

工作

將日常瘦身動作

加進例行工作中

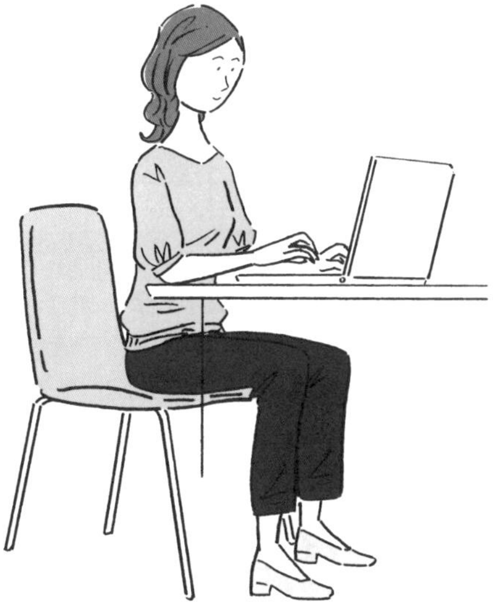

好好運用長時間工作

坐著也能燃燒脂肪

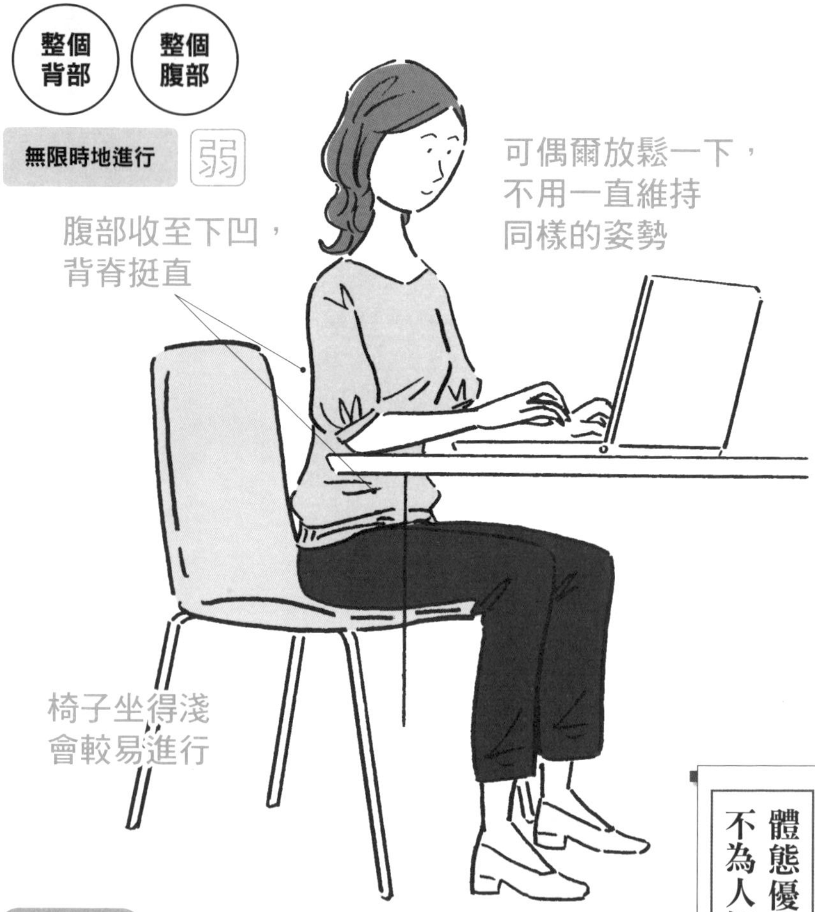
整個
背部
整個
腹部
無限時地進行
弱
可偶爾放鬆一下，
不用一直維持
同樣的姿勢
腹部收至下凹，
背脊挺直
椅子坐得淺
會較易進行

體態優美的人擁有
不為人知的祕密……

變瘦的重點！

光是坐著就能增加卡路里消耗量！

將背脊挺直、腹部用力收縮，只要坐著，就能提高肌肉使用率、增加卡路里消耗量。重要的是注意姿勢，盡量避免身體前傾、頸部前伸。可以時而挺直身體、時而放鬆或是微微伸展，透過小幅度變換動作來舒緩疲勞。

效果增強！

整個背部　整個腹部

10秒　中

1個小時左右就休息一次吧！

雙手交握並向上伸展，同時腹部用力收縮。這個拉伸動作能有效促進僵硬肌肉的血液循環，對於緩解疲勞有很好的效果。

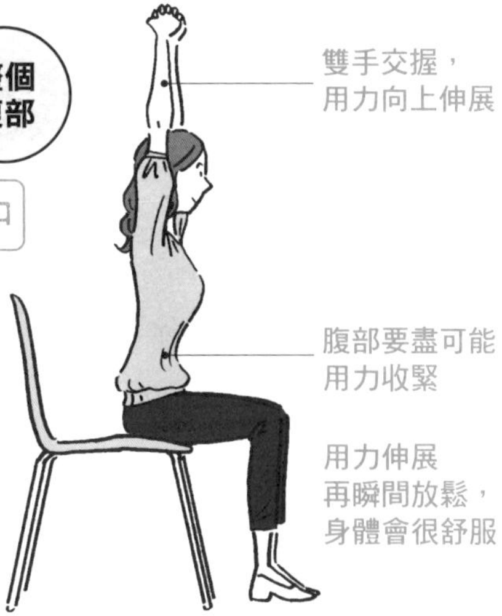

這裡要注意！

不良姿勢容易引起肩頸痠痛

以成人來說，頭部重量約為5～7kg。沉重的腦袋愈是往前傾，脖子、肩膀和背部肌肉就愈會承擔到彷彿撕裂般的負重量。

請將僵硬與疼痛視為身體某部位承受過重負擔的訊號。

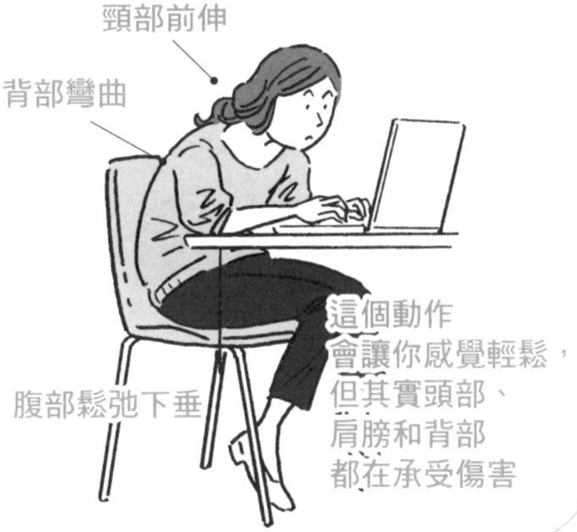
頭部前伸
背部彎曲
腹部鬆弛下垂
這個動作
會讓你感覺輕鬆，
但其實頭部、
肩膀和背部
都在承受傷害

整天維持美好姿勢實在是努力過頭了

某位女性擁有如女演員般優美的體態，然而她的肩頸和背部卻非常僵硬，還有頭痛的問題。

據說她必須定期接受按摩，但還是無法減輕或改善疼痛感。

值得一提的是，這位女性除了睡覺時間，整天都會努力維持著良好的姿勢，而這正是她身體不適的原因。

長時間固定維持同一種姿勢，幾乎等同酷刑。有時過度的堅持反而會對身體造成傷害，這樣的犧牲實在是本末倒置、得不償失。

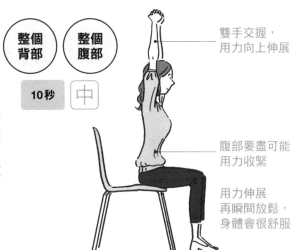

皺紋長在背上就OK！

坐著夾緊肩胛骨

整個背部 整個腹部 胸部

10秒 中

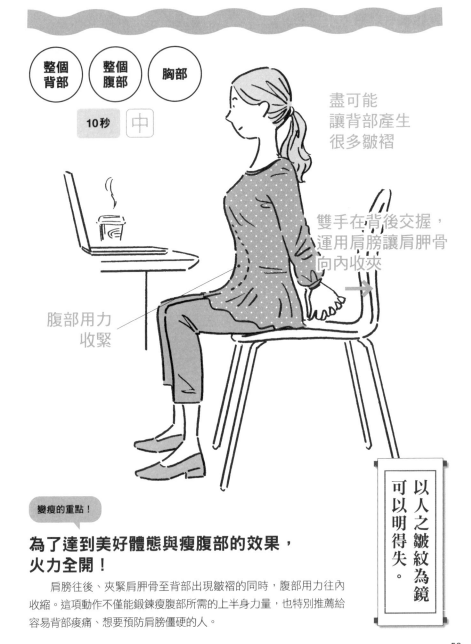

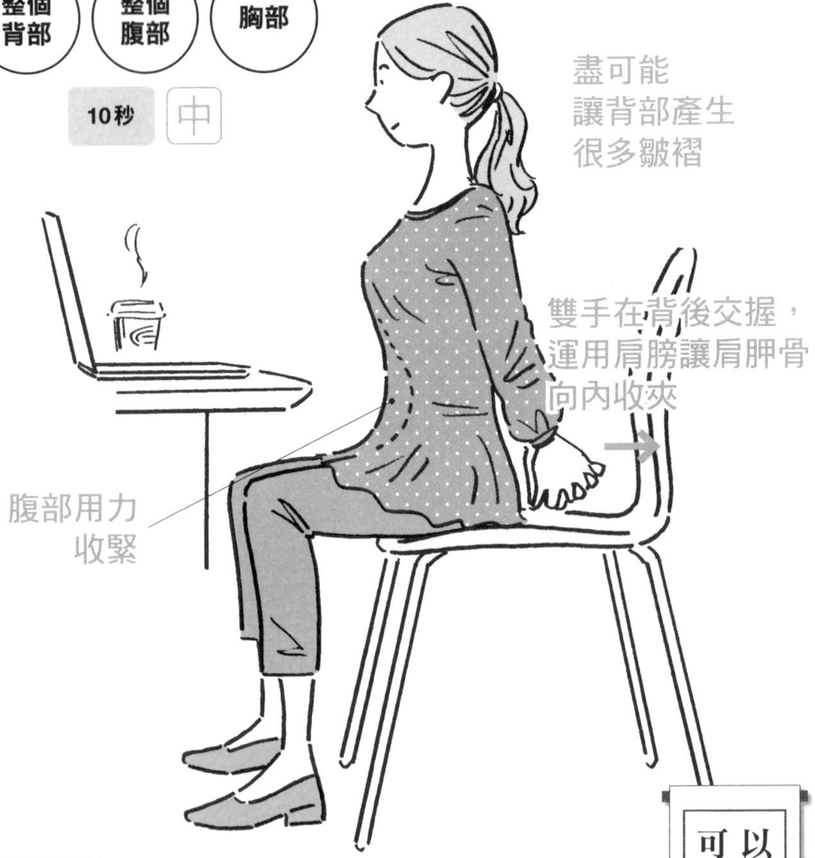
盡可能
讓背部產生
很多皺褶
雙手在背後交握，
運用肩膀讓肩胛骨
向內收夾
腹部用力
收緊

變瘦的重點！

為了達到美好體態與瘦腹部的效果，火力全開！

肩膀往後、夾緊肩胛骨至背部出現皺褶的同時，腹部用力往內收縮。這項動作不僅能鍛鍊瘦腹部所需的上半身力量，也特別推薦給容易背部痠痛、想要預防肩膀僵硬的人。

以人之皺紋為鏡
可以明得失。

也可以這樣做！

要是背部力量不夠，可用肩膀施力

整個背部　整個腹部

10秒　中

肩膀無法順利往後，就難以挺胸，導致平常維持圓肩姿勢而變得僵硬，進而影響其他動作的順利進行。

在腹部鬆懈的狀態下，也更難鍛鍊出緊實的腹部。

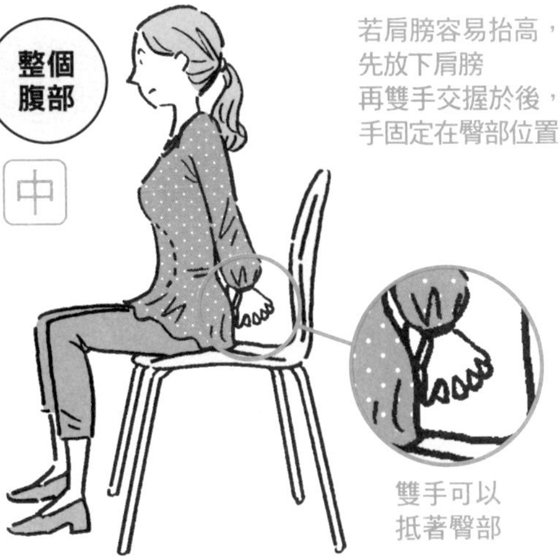

這裡要注意！

無法隨心所欲活動肩膀是老化的前兆!?

即便借助手臂力量，也無法讓肩膀往後，這其實不完全與年齡有關，而是身體開始出現老化的徵兆。

身體能透過正確的使用方式來保持年輕，因此首先將目標設定在練習如何使肩胛骨靈活運動上吧。

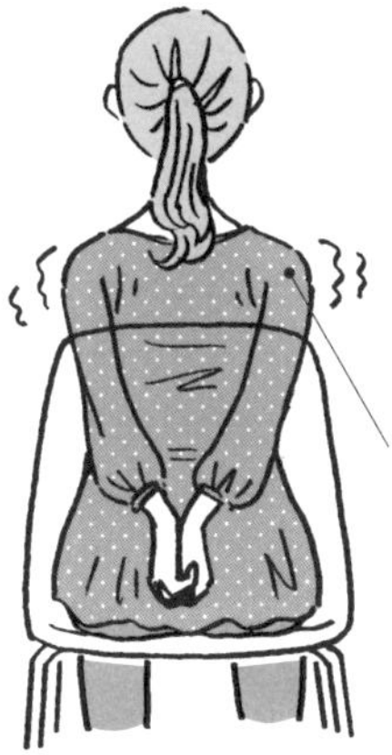
建議以鏡子
觀察側身姿勢
只能做到雙手
在背後交握，
肩膀卻難以往後

挺直背部為首要之務

若不清楚如何讓肩胛骨向內收夾，可以想成「肩膀往後擴胸」。

想瘦小腹，「挺直背脊」和「肩膀往後」的力量都很重要，但建議先將注意力放在挺直背脊上。

雖然同時進行背部、肩膀和腹部的動作並不容易，但從現實角度來看，這比分別進行各部位的肌力訓練更具效率，還能順便帶來豐胸效果！

要注意的是，雙手在背後交握，容易使上半身前傾。但只要保持背脊向上挺直，就有助於讓身體保持年輕狀態。

擺出〈我太可愛了，對不起！〉的表情

趁線上會議開始前自我整形

臉部

等待線上會議開始的時候

弱

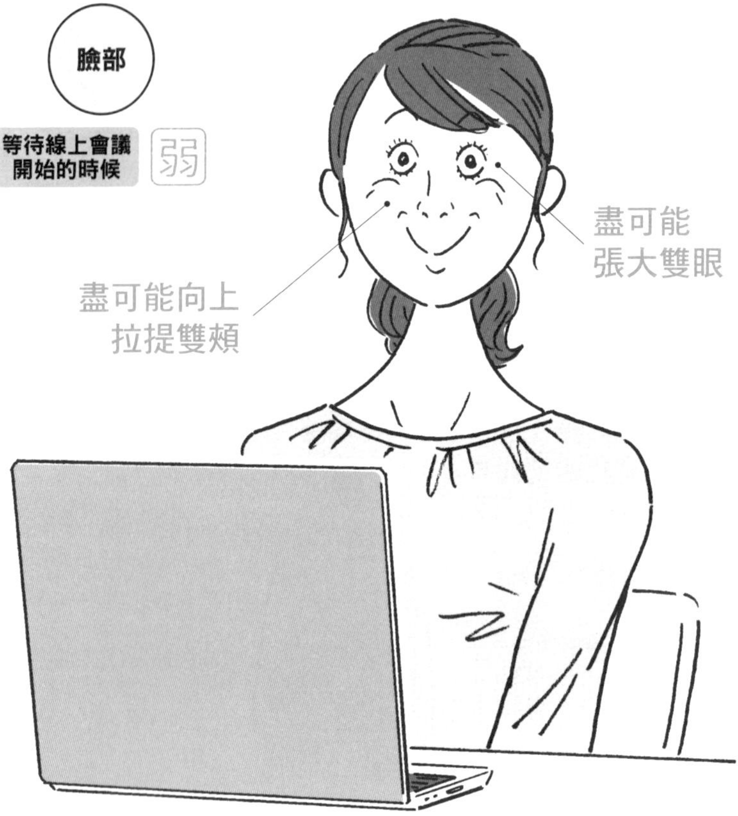
盡可能
張大雙眼
盡可能向上
拉提雙頰

變瘦的重點！

趁著等待線上會議開始的期間改善臉部下垂問題

在視訊鏡頭關閉且電腦待機時，可以進行這項表情動作來活動臉部肌肉：雙眼張開，雙頰向上拉提。當線上會議開始進行時，不要完全放鬆臉部的力量，稍微放緩就能呈現最閃耀的表情。如此不僅能讓你的印象分數加分，還有助於提出的意見更容易被採納喔！

笑口常開，「緊緻」就會來。

也可以這樣做！

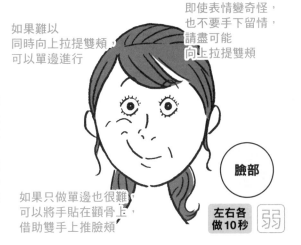

偷偷練習出尖下巴！

向上拉提雙頰時，嘴角也會跟著自然上揚，這是因為運用到與笑時相同部位的肌肉。

如果無法同時拉提兩側，可以單邊分開做。記得同時觀察拉提程度，看看如何會有明顯下顎線。

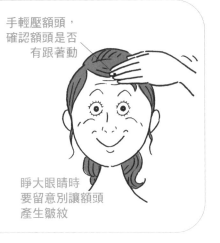

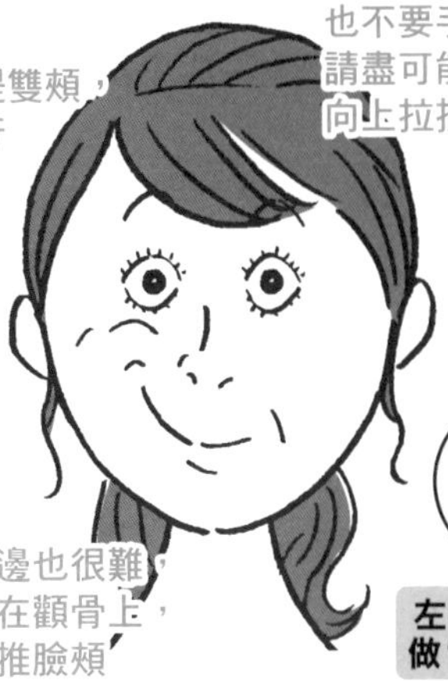

這裡要注意！

進行臉部運動時絕對要留意的事

睜大眼睛的時候，除了眼部肌肉會出力，額頭也容易跟著用力。

一旦如此，就會讓額頭產生皺紋，因此請務必留意。如果發現額頭跟著一起動，可以將手輕壓在額上來確認。

透過臉部運動，產生肌肉記憶！

臉跟身體一樣，會因為經常使用而產生肌肉記憶。我以前常笑得整張臉皺在一起，結果20多歲時額頭就出現皺紋了！

如果沒有快速減重，卻臉部皺紋明顯，就很可能是因為平時常做的某種表情造成的。例如：生氣時表情猙獰，導致眉宇間的肌肉發達，這樣不生氣時也會顯得一臉嚴肅。因此，要小心別讓臉部產生不必要的肌肉記憶。

根據多數研究顯示，大笑使嘴角上揚，會讓大腦將此判定為「開心」。因此，我建議大家在心情不好時，試著這樣做。

放心！絕對不會被上司跟下屬發現

開會開出平坦小腹

下腹部

10秒～ 中

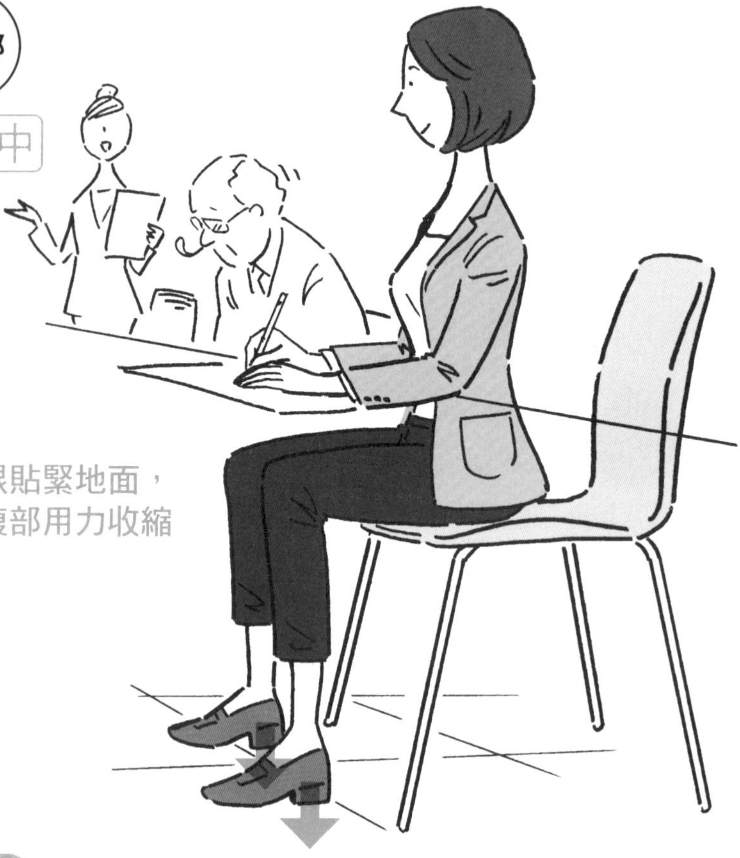
腳跟貼緊地面，
下腹部用力收縮

變瘦的重點！

只是坐著
就能打造平坦小腹

腳跟用力貼緊地面、腹部收緊。做這項動作時挺直背脊，就能自然發力，對於平常難以使力的下腹部特別有效。僅靠腳跟踩地，也能促進下腹部的力量；這時進一步用力收緊腹部，瘦小腹的效果就會更加顯著。也可以不用雙腳，單腳用力貼地。

平坦小腹始於足下。

也可以這樣做！

比高強度下腹部肌力訓練更有瘦腹效果！

坐著時身體微微向後傾倒、腹部收縮。這項不易被人發現的低調動作，卻能讓腹部變得緊實。不過感覺腰部撐不住的話，請不要勉強自己做喔！

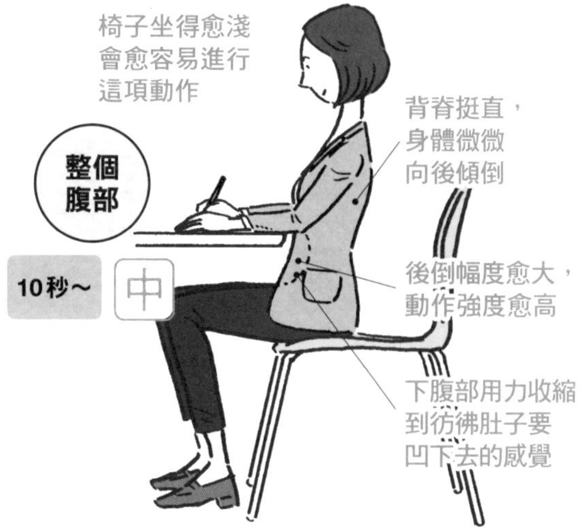

效果增強！

無論做什麼都無法瘦小腹時就這樣做！

雙腳在桌子底下偷偷懸空。這項動作雖然要將注意力放在抬腳上，但真正目的是為了達到收縮下腹部的效果。

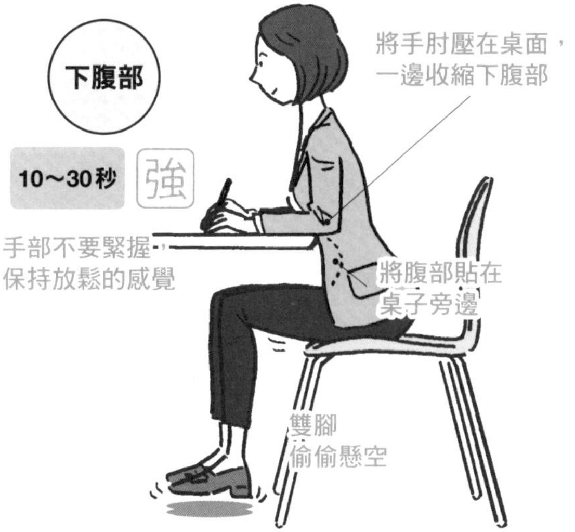
下腹部
10～30秒
強
將手肘壓在桌面，
一邊收縮下腹部
手部不要緊握，
保持放鬆的感覺
將腹部貼在
桌子旁邊
雙腳
偷偷懸空

瘦小腹跟運動量完全無關

許多人在做針對腹部的運動時，最困擾的都是下腹部。我常接到這類諮詢：即便進行飲食控制，依然無法瘦小腹；進行高強度肌力訓練後，下腹部還是無法緊實等等。

令人驚訝的是，許多競輪選手、市民跑者等運動員的下腹部也是微凸的。這告訴我們，重點不在於運動量，而是運動的種類。

開會時不妨試著偷偷用力踩住地板。這不像運動的動作，能正確啟動瘦腹肌肉。建議各位試試，期待下腹部的變化逐漸顯現吧。

瘦下來跟瘦不下來的人
有什麼不一樣？
3

將潛意識作為助力的人
vs
將潛意識作為阻力的人

有些人會斬釘截鐵地說：「我無論怎麼做都無法瘦下來！」

即便有任何理由，若是如此表明並堅信這種想法，當然會瘦不下來。就算嘴上說：「我想變瘦！」卻又深信自己絕對無法瘦下來的人，其實已經將「絕對瘦不下來」的想法刻進潛意識裡，從而封鎖了瘦身機制。

有位女演員透過短時間的練習，便掌握了劍玉、撞球等專業人士也覺得困難的技巧。在根本不可能達成的狀況下，說服自己：「我可以！我絕對可以！」就能發揮出難以用常理解釋、奇蹟般的能力。

關於人體還有很多無法透過科學解釋的未解之謎，但我深信潛意識對身體的影響絕對超乎各位的想像。

第 4 章

休息

將日常瘦身動作

加進休息時間中

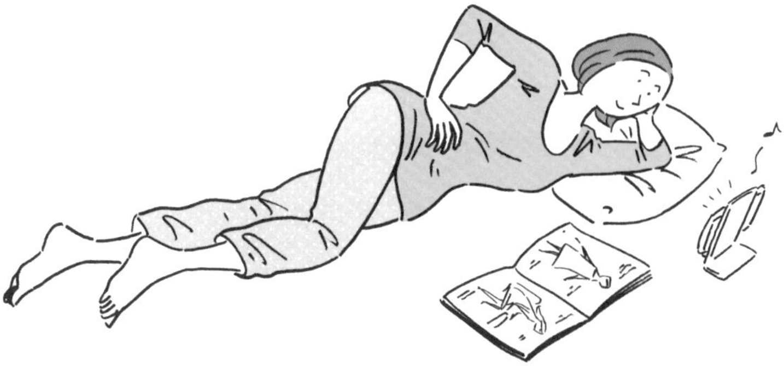

你坐在地上時都用什麼坐姿呢？

滑手機滑掉凸小腹

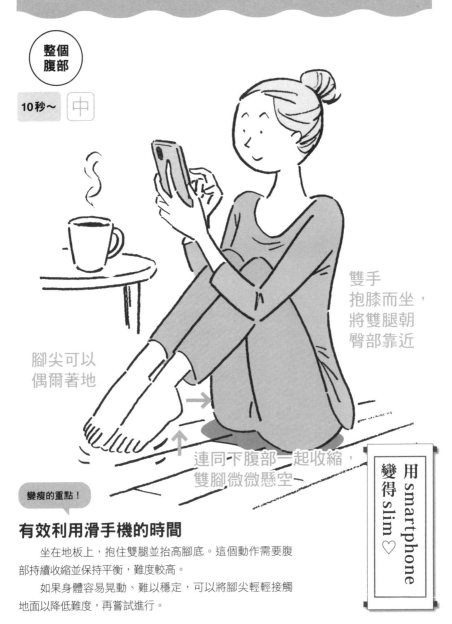

整個腹部

10秒～ 中

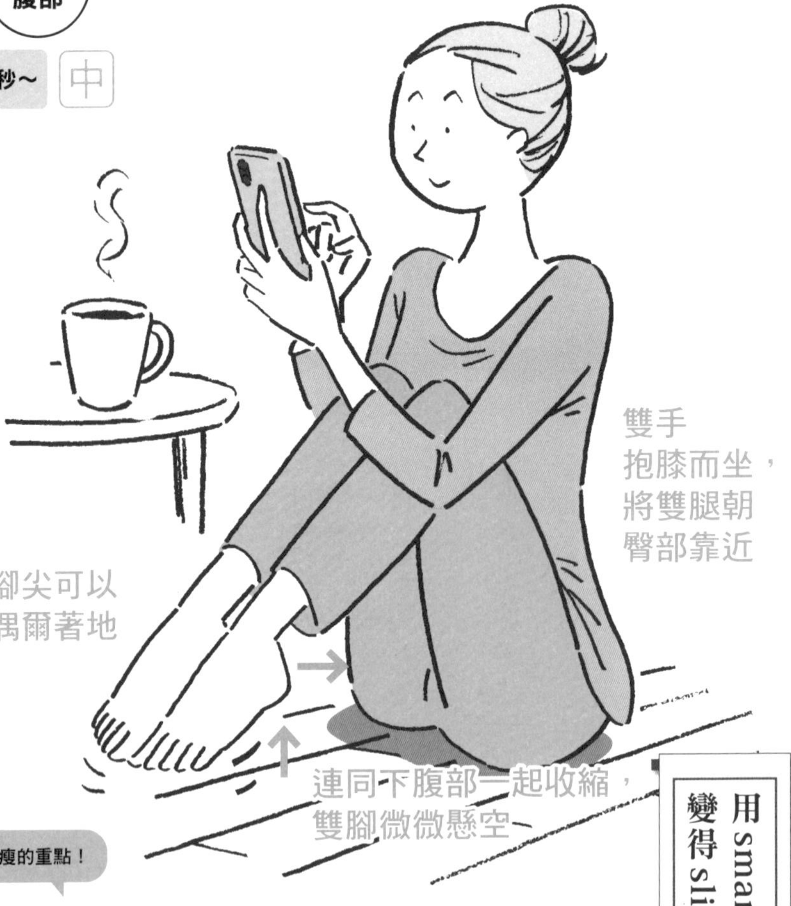

雙手
抱膝而坐，
將雙腿朝
臀部靠近
腳尖可以
偶爾著地
連同下腹部一起收縮，
雙腳微微懸空

用 smartphone
變得 slim ♡

變瘦的重點！

有效利用滑手機的時間

坐在地板上，抱住雙腿並抬高腳底。這個動作需要腹部持續收縮並保持平衡，難度較高。

如果身體容易晃動、難以穩定，可以將腳尖輕輕接觸地面以降低難度，再嘗試進行。

也可以這樣做！

推薦給想要減少下腹部脂肪的人

雙手抱膝坐著、腳尖朝上，使下腹部微微出力，然後逐漸加強收腹力道。即使收緊力道不大，這個動作也能有效刺激下腹部，而且可以邊做邊休息，容易持續進行很長的時間。

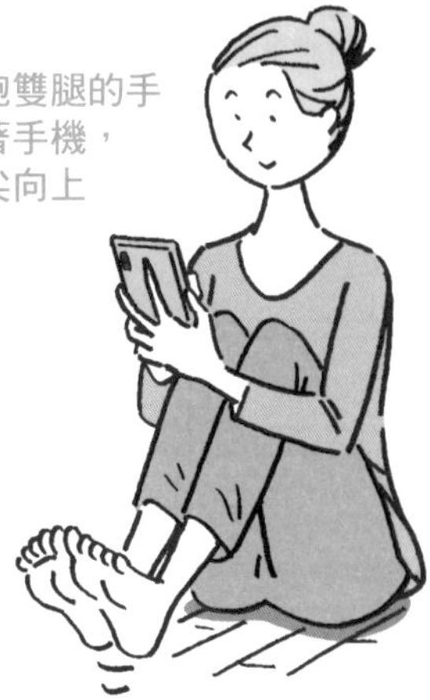
環抱雙腿的手拿著手機，腳尖向上
整個腹部
10秒～
弱
腹部自然地微微用力
有意識地收縮下腹部

效果增強！

提升收腹力道，鍛鍊出平坦小腹

坐在地板上，抬起雙腿的同時收緊腹部。這個動作會增加腹部的負荷，可有效強化收緊腹部的力道。

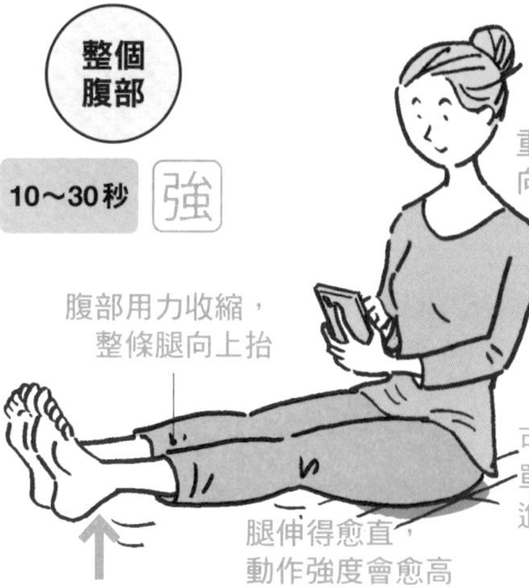

不用想得太困難，配合自己的目的做

即使是相同的動作，背部或雙腳彎曲或挺直等細微的差異，都會改變對身體的負荷和肌肉的使用方式。

不過不用想得太複雜，重點在於將適合自己目標的方法，應用到想改善的部位。

鍛鍊腹部的時候，不僅要施力，更要確實收縮肌肉。若希望外觀看起來更加纖細，就專注於充分收縮腹部；若想消耗更多卡路里和燃燒脂肪，就延長收緊腹部的時間。

總而言之，像這樣掌握大方向並進行即可。

CAFÉ de curvy！化身巴黎時裝週模特兒

喝咖啡喝出小蠻腰

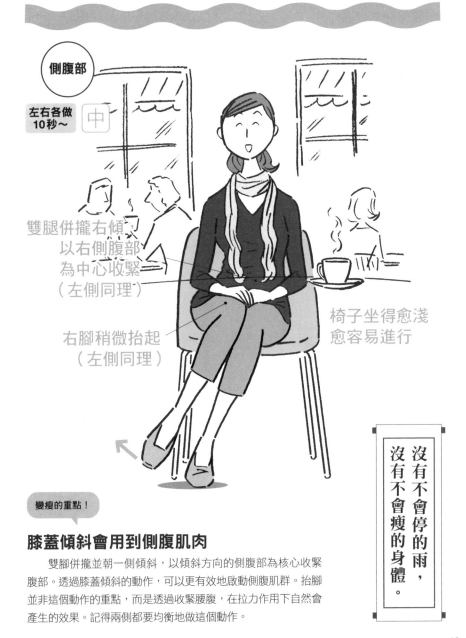

側腹部

左右各做10秒～ 中

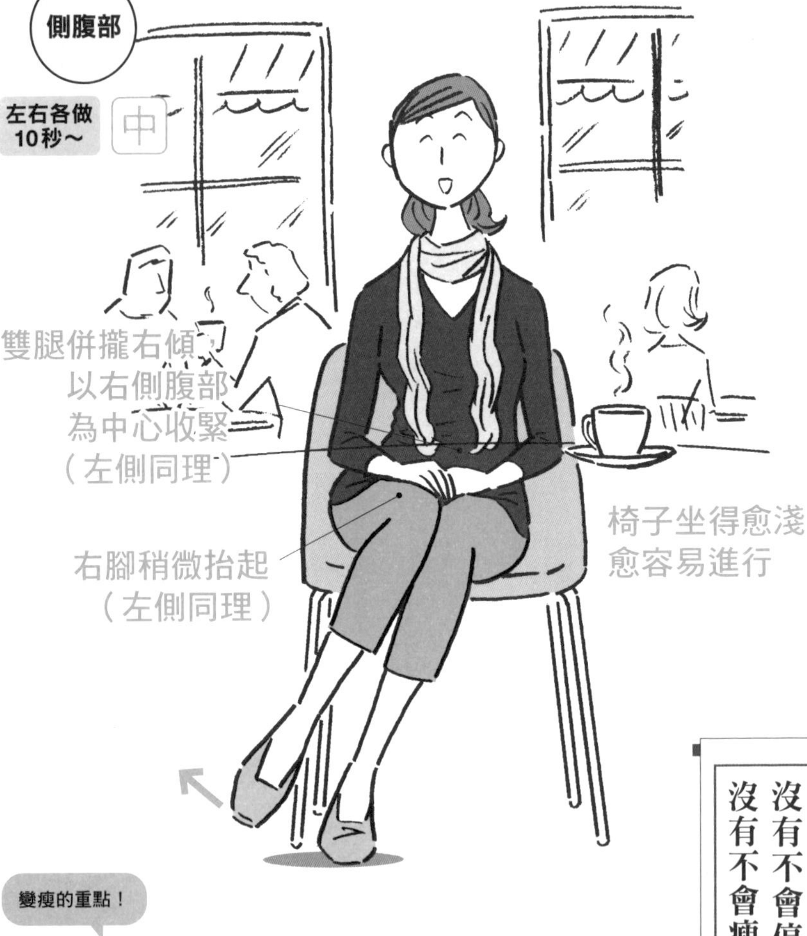
雙腿併攏右傾，
以右側腹部
為中心收緊
（左側同理）
右腳稍微抬起
（左側同理）
椅子坐得愈淺
愈容易進行

變瘦的重點！

膝蓋傾斜會用到側腹肌肉

雙腳併攏並朝一側傾斜，以傾斜方向的側腹部為核心收緊腹部。透過膝蓋傾斜的動作，可以更有效地啟動側腹肌群。抬腳並非這個動作的重點，而是透過收緊腰腹，在拉力作用下自然會產生的效果。記得兩側都要均衡地做這個動作。

沒有不會停的雨，
沒有不會瘦的身體。

側腹部

左右各做
10秒～

弱

也可以這樣做！

無聲無息地
鍛鍊出最強腰身

雙腿如麻花般纏繞在一起，上側腿的臀部微微抬高。透過腿部交叉的姿勢，可以在保持軀幹穩定的情況下進行動作。能輕鬆完成動作的人，雙腳不必緊密交叉，只需以一般交叉的方式提高臀部即可。

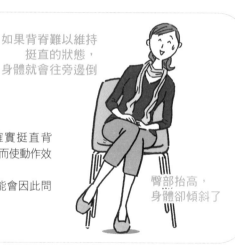

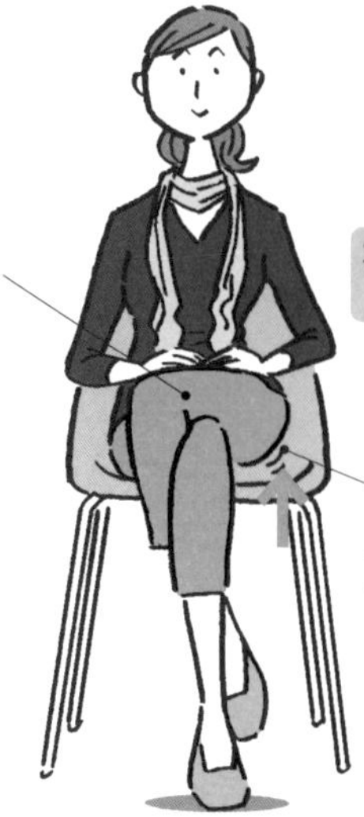
雙腿如麻花般
纏繞在一起
上側腿的臀部
微微抬高

這裡要注意！

外表讓人覺得怪異，
結果也不盡人意

如果只收緊腹部，沒有確實挺直背脊，容易變成這樣的錯誤姿勢，而使動作效果減半。

而且姿勢太怪異，朋友可能會因此問道：「你怎麼了？」

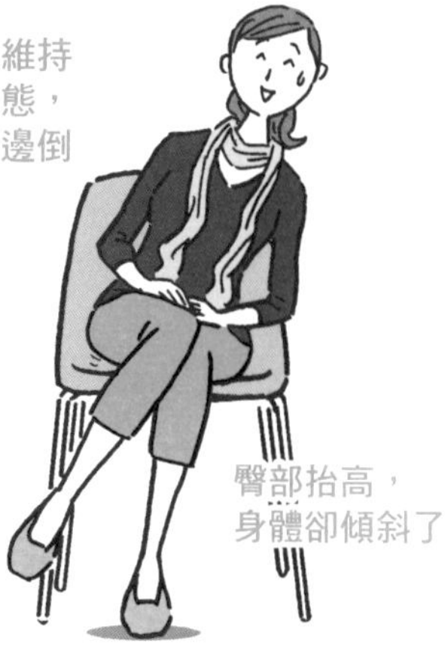
如果背脊難以維持
挺直的狀態，
身體就會往旁邊倒
臀部抬高，
身體卻傾斜了

首先要掌握背脊挺直的狀態

即使身處時尚的咖啡廳，也有適合進行偷偷做的動作！

在開始之前，希望大家明白，保持背脊挺直會讓效果更佳。

話雖如此，這並非指喝咖啡時一刻都不能鬆懈。不過，平時對坐姿不太在意的人，如果這時沒有注意挺直背脊而導致臀部突然抬高，可能就會看起來有些奇怪。

因此，首先要努力讓自己適應背脊挺直的姿勢，並讓這個動作看起來自然流暢。

真不好意思，只有我瘦了～

下午茶美腿時刻

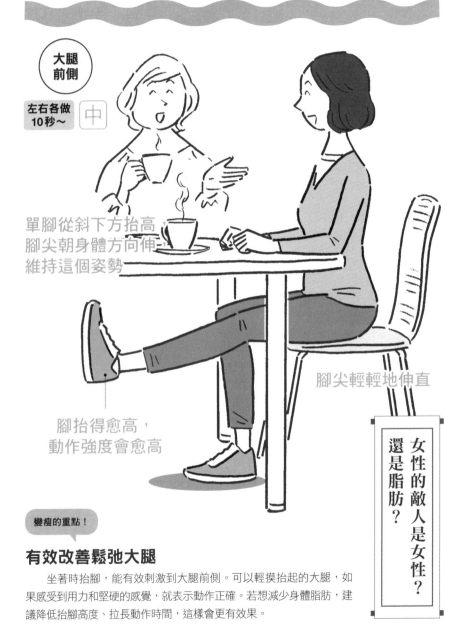

大腿前側

左右各做10秒～ 中

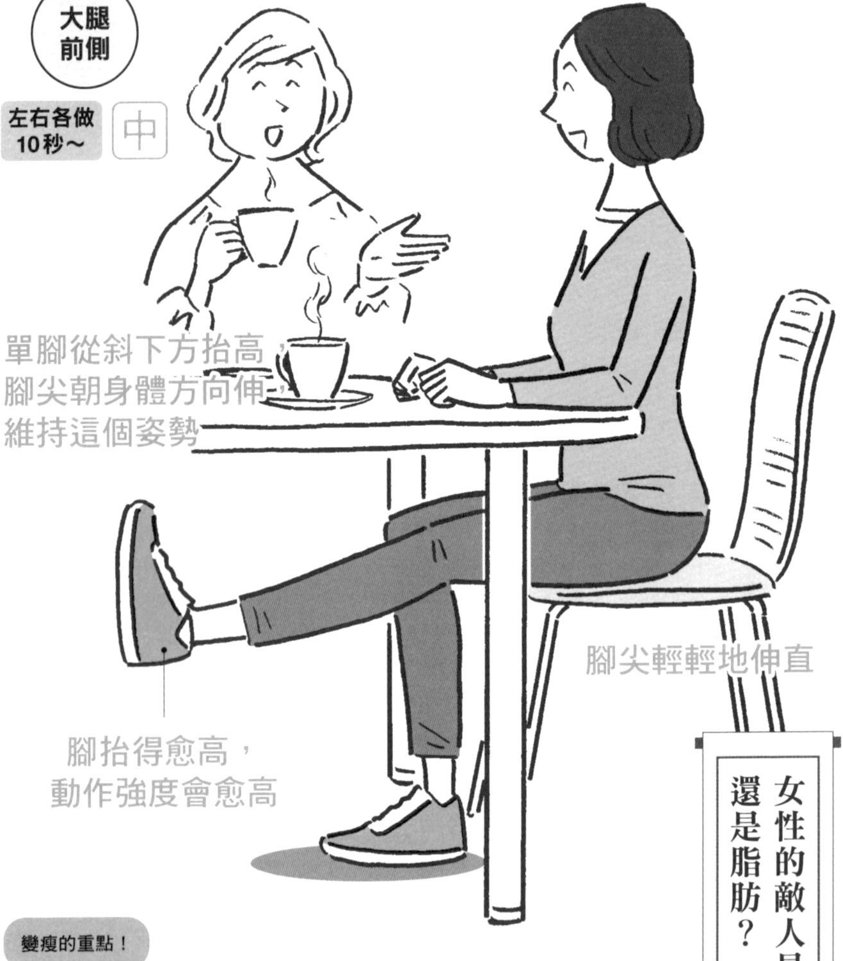

單腳從斜下方抬高，
腳尖朝身體方向伸，
維持這個姿勢
腳尖輕輕地伸直
腳抬得愈高，
動作強度會愈高

女性的敵人是女性？還是脂肪？

變瘦的重點！

有效改善鬆弛大腿

坐著時抬腳，能有效刺激到大腿前側。可以輕摸抬起的大腿，如果感受到用力和堅硬的感覺，就表示動作正確。若想減少身體脂肪，建議降低抬腳高度、拉長動作時間，這樣會更有效果。

也可以這樣做！

有助於改善O型腿與鬆弛的大腿內側

藉由緊靠雙腿，可運用到大腿內側肌肉。如果有O型腿或大腿內側鬆弛的問題，可以盡可能用力靠緊雙腿；如果想減少大腿內側的脂肪，則可以拉長雙腿緊靠的時間。

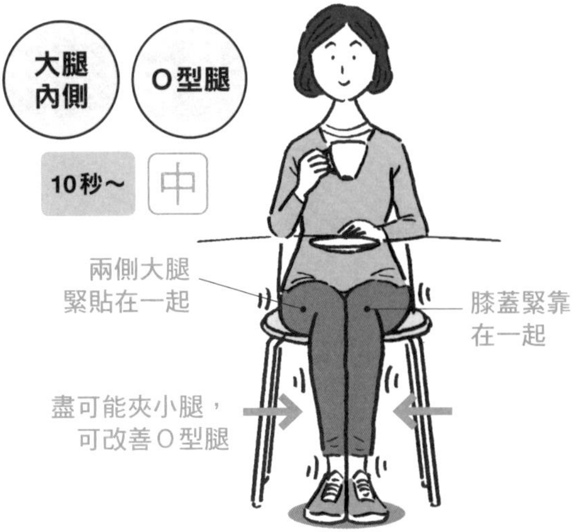

也可以這樣做！

讓不易瘦的腳踝變得緊實

不借助體重力量，只抬高腳跟的動作，重點不在於培養出強壯的小腿肚，而是打造緊實的腳踝。腳踝是身體最難瘦的部位，請務必持續努力。

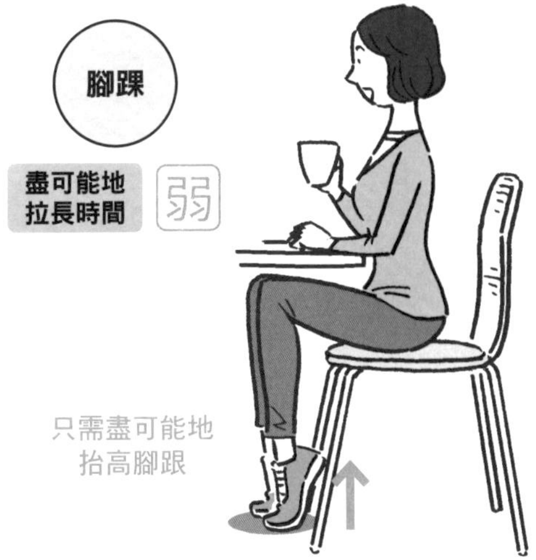
腳踝
盡可能地拉長時間
弱
只需盡可能地抬高腳跟

想瘦腿別心急，一起努力吧！

即便不是午茶時光，只要坐在椅子上，隨時都可以做這些動作（笑）。

比起腹部和臀部，腿本來就是難以局部瘦身的部位。儘管我們平常走路會動到雙腿，但堆積在此的脂肪卻很難減少。

想要達到瘦腿效果，只需掌握「長久且頻繁地給予刺激」這一要點，無需急於求成。

習慣這個動作後，同時收緊腹部，還可以達到多重效果。

如果能以淡然的表情進行，就代表你已經成為偷偷瘦身的專家了。

你一天去幾次廁所呢？

馬桶是上臂之神

整個腹部

上臂

10秒～ 中

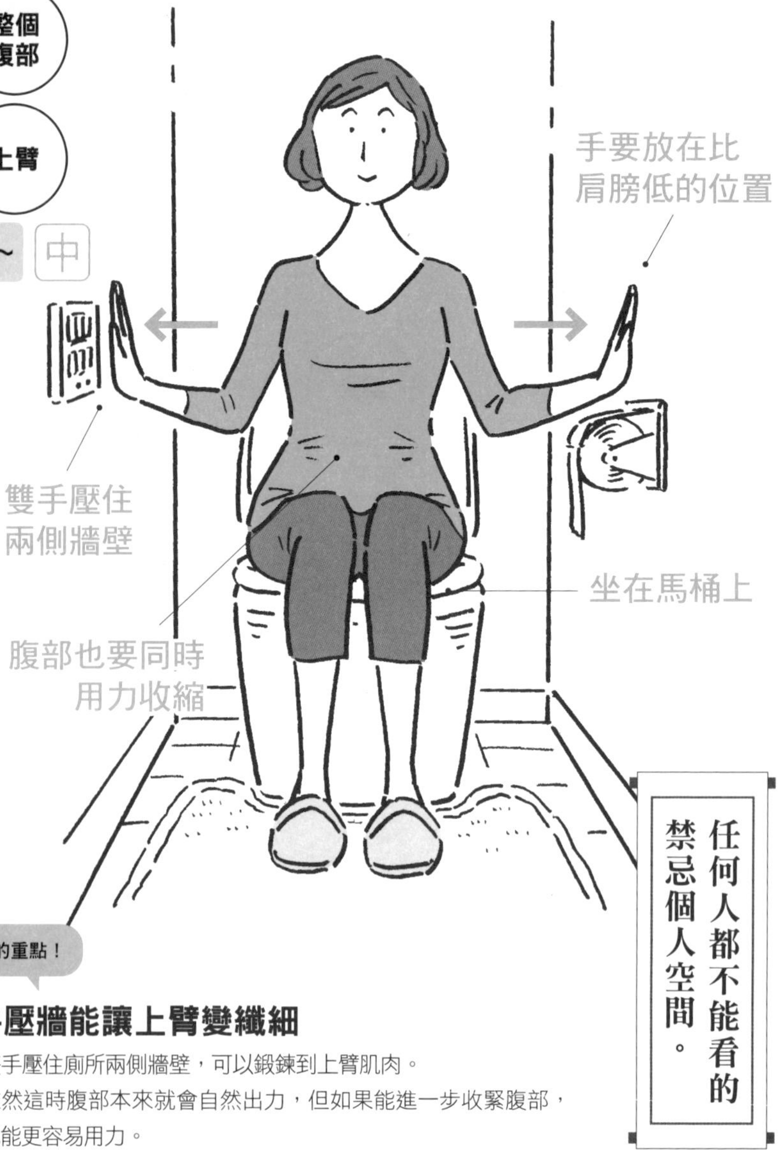
手要放在比
肩膀低的位置
雙手壓住
兩側牆壁
坐在馬桶上
腹部也要同時
用力收縮
任何人都不能看的
禁忌個人空間。

變瘦的重點！

雙手壓牆能讓上臂變纖細

雙手壓住廁所兩側牆壁，可以鍛鍊到上臂肌肉。

雖然這時腹部本來就會自然出力，但如果能進一步收緊腹部，上臂也能更容易用力。

效果增強！

有助於改善圓肩與駝背

坐在馬桶上時，身體前傾，雙手壓向牆壁。

建議雙手撐住牆壁的高度要略低於肩膀。不過，請根據雙手與牆壁之間的距離以及手臂長度，選擇能夠感受到肩胛骨活動的高度為佳。

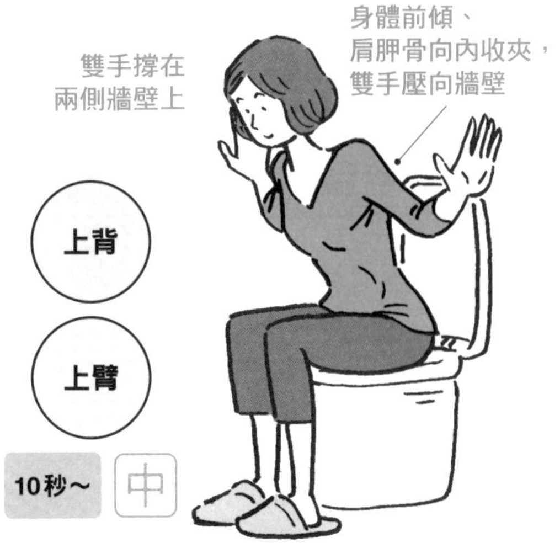
雙手撐在
兩側牆壁上
身體前傾、
肩胛骨向內收夾，
雙手壓向牆壁
上背
上臂
10秒～
中

也可以這樣做！

推薦給容易便祕的人

雙手壓牆的同時身體後傾，適合會因便祕而長時間上廁所的人。

雖然在這時收腹會有更好的效果，但如果是在排便，就不必特別收縮腹部，而是可以直接向腹部施力。

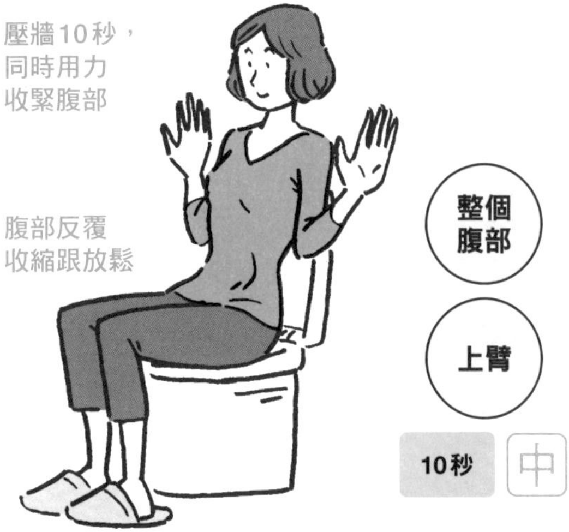
壓牆10秒，
同時用力
收緊腹部
腹部反覆
收縮跟放鬆
整個
腹部
上臂
10秒
中

在廁所裡放鏡子來提醒自己

進入廁所後，常常會忘記要做其他事情。為此，我在坐下的高度裝設了鏡子。雖然這樣有點尷尬（笑），但它能提醒我做運動。

另外，我會在廁所的視線範圍內放一些小動物娃娃，這些小物品能讓我感受到溫暖的支持。

過度努力可能會因疲累而無法持續，因此重要的是配合自己的步調來進行就好。

廁所是一個不會被人看到的空間，好好充分利用這個私密環境吧。

歡迎來到祕密的特別美容休息室

在廁所偷偷瘦全身

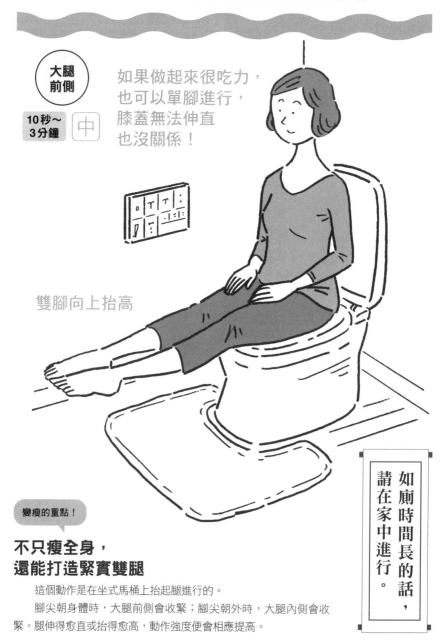

大腿前側

10秒～3分鐘

中

如廁時間長的話，請在家中進行。

變瘦的重點！

不只瘦全身，還能打造緊實雙腿

這個動作是在坐式馬桶上抬起腿進行的。

腳尖朝身體時，大腿前側會收緊；腳尖朝外時，大腿內側會收緊。腿伸得愈直或抬得愈高，動作強度便會相應提高。

效果增強！

在不會被人看見的廁所裡打造出想讓人欣賞的體型

這是以第72頁介紹的壓牆壁動作為基礎，再加入大腿上抬而成的整合動作。

雖然同時進行上臂、大腿以及瘦下腹部的動作會有點吃力，但這非常適合重視時間效率的人來做。

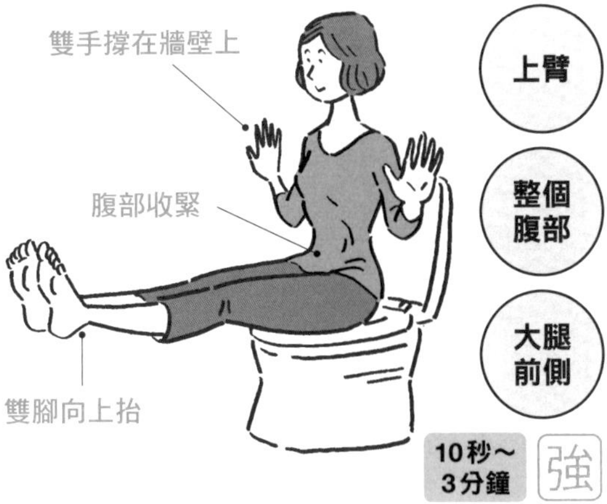

效果增強！

一個動作擁有多重效果！

從時間效率來看，將四個動作整合一起進行是最佳選擇。如果覺得一次全部執行有些困難，可以針對自己想加強的部位逐一進行，然後逐步疊加。若想加入臉部運動或針對其他在意部位，也可以靈活替換。

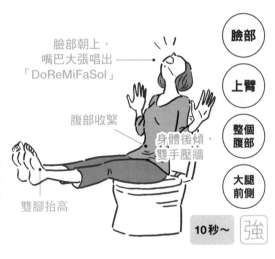

按照自己的步調每天一次廁所運動

年輕時，我在廁所頂多做臉部運動，但近年研究出一套絕對不會讓人發現的「廁所專屬運動」。

有時若感到便祕，不妨試著模仿孕婦生產時的坐姿，身體稍微後傾。此時，不要一味用力，而是重視動作的順暢性。

進行這些廁所運動時，可依個人狀況選擇不同方式。即使不抬腿，也可以透過一般坐姿來收緊大腿內側等部位，照著自己的節奏進行即可。

養成每天做一次廁所運動的習慣，有一天你一定會感謝自己堅持這個小小的日常瘦身動作。

躺在床上耍廢也不會有罪惡感！

躺得愈久腹部愈凹

整個腹部

10秒～ 中

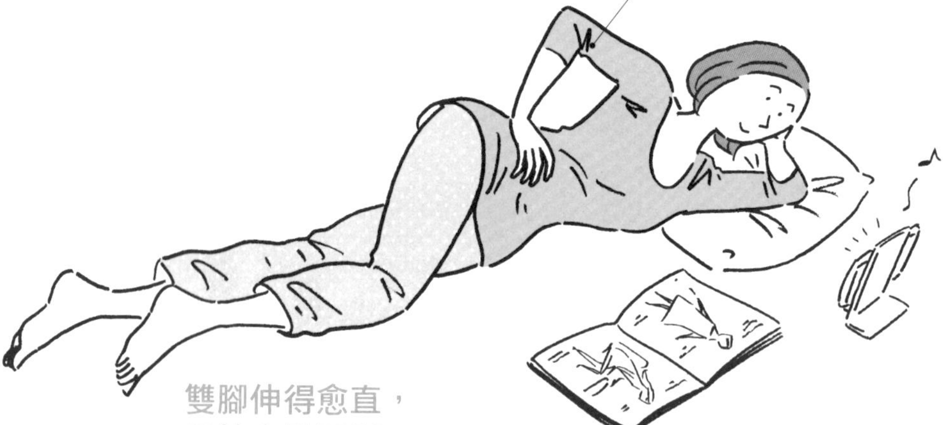
躺著收緊腹部
手臂
也可以放下
保持身體平衡
所需的力量就愈大，
動作強度也會愈高

即使吃飽就馬上睡覺
也不會變成豬!?

變瘦的重點！

躺著的同時還能瘦小腹

手撐頭側躺，同時收緊腹部。這個動作不只側腹部，整個腹部的肌肉都會動用到。

如果想要縮小腰圍，可以多次重複用力收腹的動作；若減弱收縮力道並延長動作時間，則有助於消耗更多熱量、減少脂肪。

進行這項動作時，要注意選擇腹部能確實收縮，且能穩定身體的姿勢。

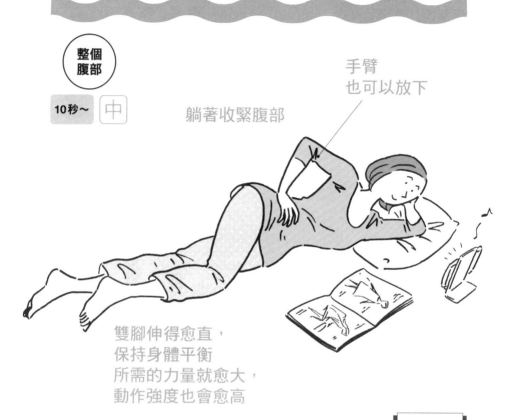

也可以這樣做！

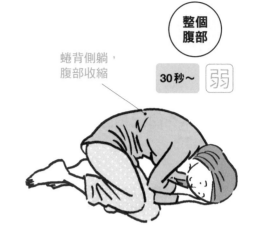

緩慢燃燒脂肪

身體如同胎兒般蜷縮，是最容易收縮腹部的姿勢之一。這項動作的優點在於不會受到體重的限制，因此能輕鬆鍛鍊平時較難運動到的下腹部。自然持續地收縮腹部，可逐步燃燒腹部周圍的脂肪，推薦大家嘗試。

整個腹部

30秒～ 弱

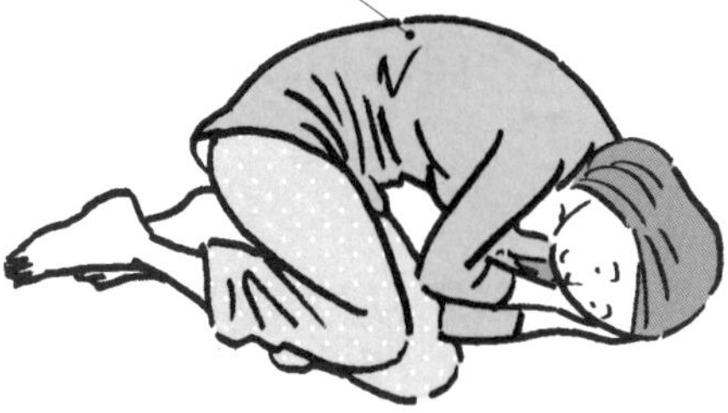
蜷背側躺，
腹部收縮

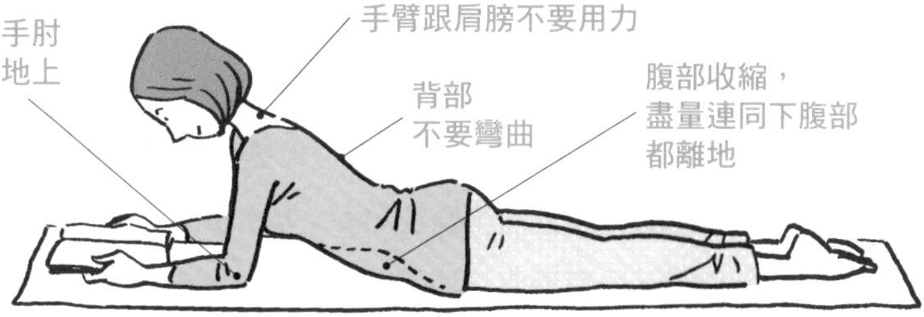
雙手手肘
靠在地上
手臂跟肩膀不要用力
背部
不要彎曲
腹部收縮，
盡量連同下腹部
都離地

效果增強！

用盡全力收緊身體，瘦身效果會更好

俯臥在地、雙肘支撐的姿勢下進行收腹運動。這個動作需要支撐內臟和脂肪的重量，因此比表面上看起來更加吃力。全力收縮腹部會提高瘦身效果，建議可測量動作前後的腰圍變化。此動作也適合一邊看手機或電視，一邊以低強度的方式進行，以延長收緊腹部的時間。

整個腹部

30秒～ 強

今天不運動也不用在意

躺著進行腹部收縮的動作，效果會隨姿勢和收縮力道的不同而有所差異。若想局部瘦身，建議用力收縮腹部；若希望消耗更多卡路里，則可拉長收縮時間。

利用日常動作來瘦身的好處，在於可以依自己的目標和當下心情來調整。就算有不想動的日子也無妨，不要完全放棄就行。即使放棄了，再重新開始就好。

這個簡單的動作能減少因懶散而帶來的罪惡感，是它的另一項好處。

瘦下來跟瘦不下來的人
有什麼不一樣？

4

了解體重數字意義的人 VS 不了解體重數字意義的人

只將注意力放在體重數字上的人，只要體重一下降就會輕忽大意而吃太多，或陷入患得患失的狀態，導致無法瘦下來。

體重是脂肪、水分、肌肉和骨骼等全部加總的重量。喝下1kg的水，體重就會增加1kg，但水是零熱量，不會變成脂肪，只要藉由尿液跟汗液排出，體重就會回到本來的狀態。

而1kg的脂肪約7000 kcal，為3天份的卡路里攝取量。以小根香蕉來比喻，大約是100根香蕉。若要透過運動來消耗掉，要跑3次全馬才行。由此可知，即使同樣是1kg，若是脂肪就不可能光靠幾天的時間便消耗完畢。

就算體重沒有減輕，也可能肌肉量增加、脂肪減少。了解體重數字意義的人，會將焦點放在身體外觀變化以及體脂率上。要想順利瘦身，必須像這樣冷靜地分析減肥成果。

第5章

外出

將日常瘦身動作

加進外出時間中

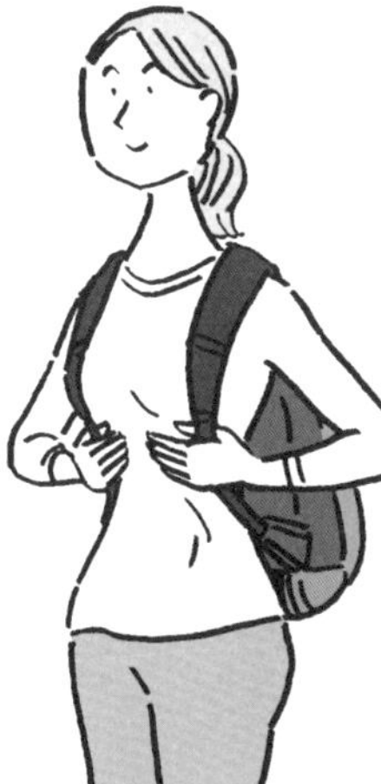

不用走太多路也OK！

想靠走路瘦身需挺直背脊

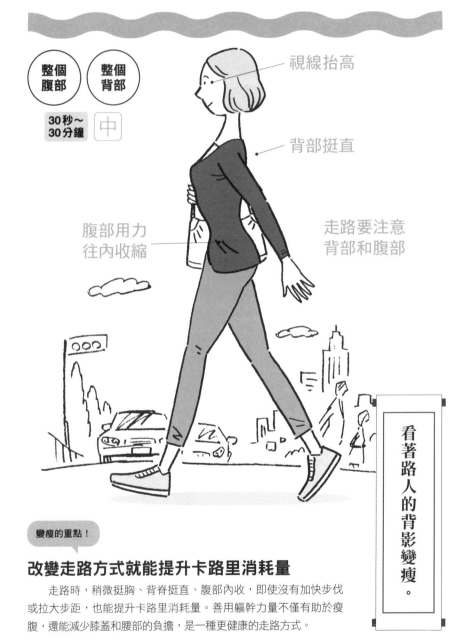

整個腹部　整個背部

30秒～30分鐘　中

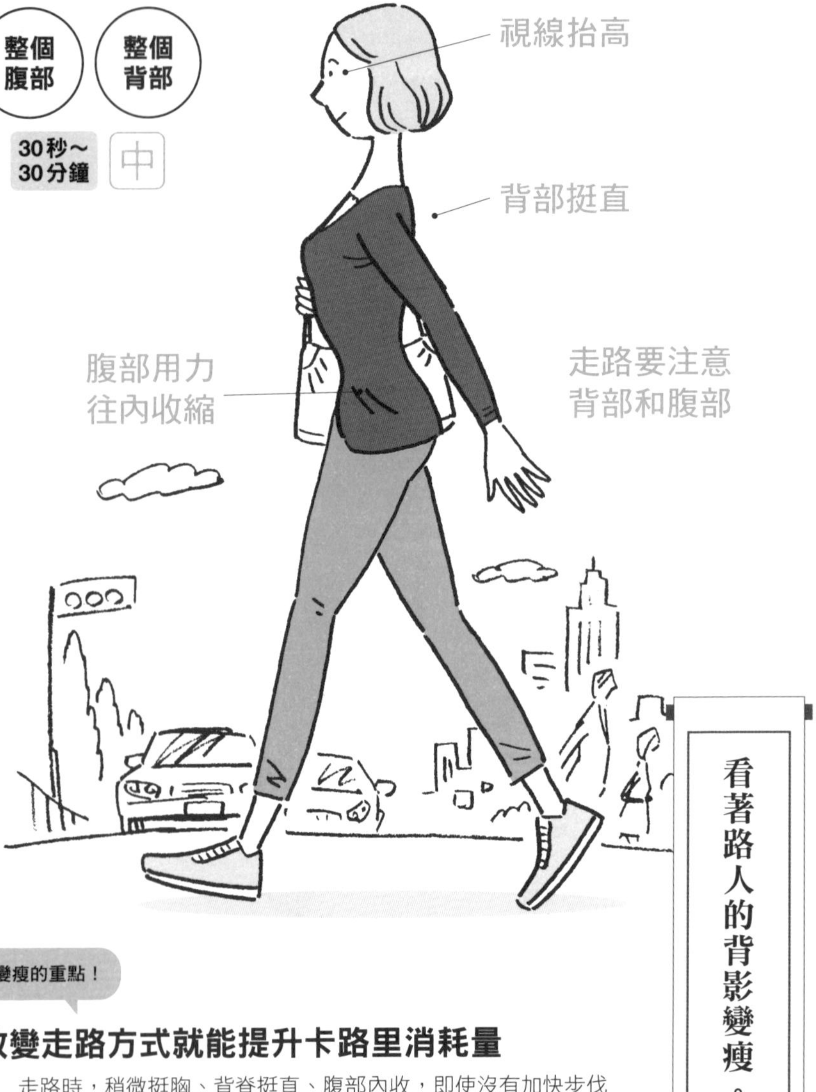
視線抬高
背部挺直
腹部用力
往內收縮
走路要注意
背部和腹部
看著路人的背影變瘦。

變瘦的重點！

改變走路方式就能提升卡路里消耗量

走路時，稍微挺胸、背脊挺直、腹部內收，即使沒有加快步伐或拉大步距，也能提升卡路里消耗量。善用軀幹力量不僅有助於瘦腹，還能減少膝蓋和腰部的負擔，是一種更健康的走路方式。

效果增強！

大步行走好處多

妥善且均衡地運用上半身和下半身的肌肉行走，可以增加卡路里消耗量，有助於瘦腿並避免對腰腿的負擔。如果感覺膝蓋和腰部會不穩，就不要大步走，以平常的方式行走即可，這樣也能有效達到腹部雕塑的效果。

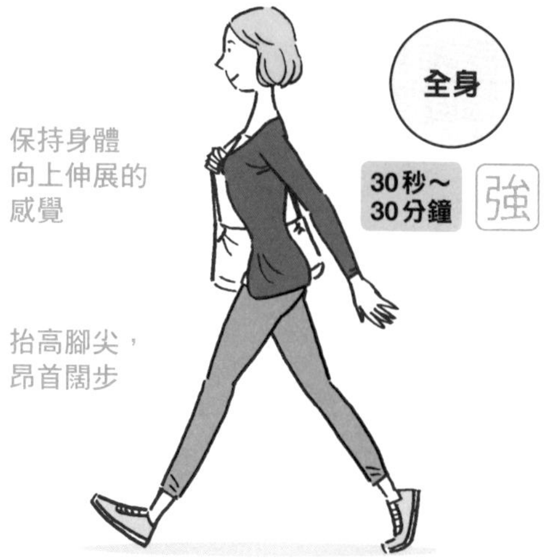

效果增強！

後腳伸直行走，可帶來提臀效果！

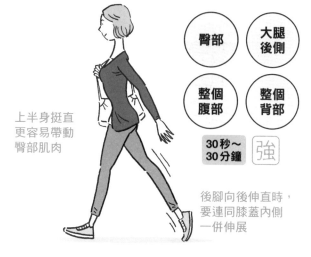

行走時後腳伸直，能緊實並上提同側臀部。可將注意力集中在臀部的感覺上，慢慢適應這種走路模式。剛開始可能會感覺步伐有些僵硬，但久了一定能夠自然地掌握這種方式。

改變走路方式，體態就會產生變化

無論選擇哪種走路方式，都不會對生活造成困擾。然而，若只以一般方式行走，運用的肌肉就會比較少，造成脂肪容易堆積。因此即使再忙碌，也要升級走路方式。一旦改變行走習慣，體型一定也會隨之改變。

走路時要首先注意「挺直背脊」，是因為有效瘦腹的關鍵就在於背部的拉伸力量。我會將皮帶稍微繫緊一到兩個洞，保持腹部不會被勒得太緊的狀態，同時挺直背部、收縮腹部來行走。非常推薦大家試試看！

戴上流行安全帽

騎腳踏車騎出纖細身形

整個背部

騎腳踏車期間要一直持續 弱

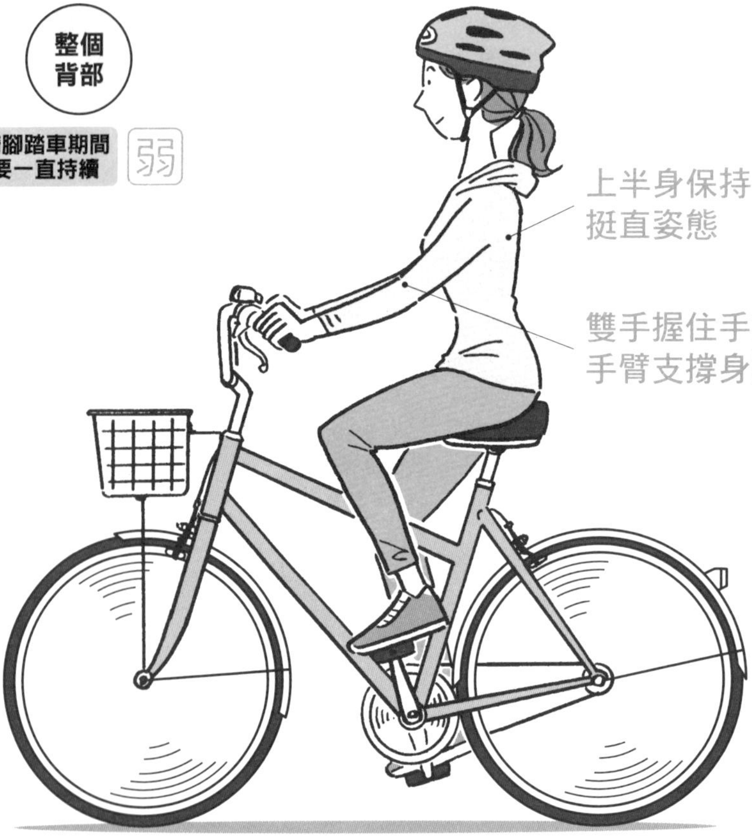
上半身保持
挺直姿態
雙手握住手把，
手臂支撐身體

變瘦的重點！

藉由背部
拉提下垂的腹部

提到背部挺直的動作，常常會被誤認為與瘦肚子無關，但實際上並非如此。務必要嘗試挺直背部，並將手放在腹部確認一下。這樣就會發現，當背部挺得愈直，腹部周圍的肌肉便會隨之收緊並下凹，原本下垂的部位會感受到被往上拉提的緊實感。

做個華麗的腳踏車騎手。

效果增強！

注意臀部跟大腿間的分界線

踩腳踏板的時候，腳尖要朝上，並以腳跟向下踩。這項動作會使用到臀部下方到大腿內側一帶的肌肉。

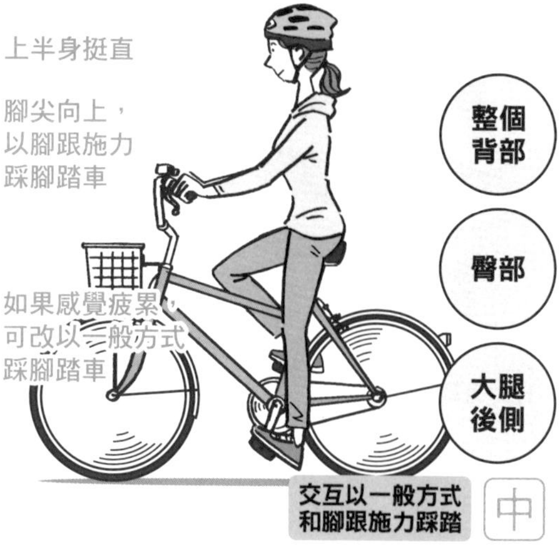
上半身挺直
腳尖向上，以腳跟施力踩腳踏車
如果感覺疲累，可改以一般方式踩腳踏車
整個背部
臀部
大腿後側
交互以一般方式和腳跟施力踩踏
中

效果增強！

背部不要彎曲，瘦肚子的效果會比較好

在身體前傾的狀態下，一邊收緊腹部一邊踩腳踏車。如果身體向前幅度較大，會承受更多內臟和脂肪重量而感到比較吃力。保持背部挺直，這樣在騎車時腹部收縮的效果會更加明顯，有助於達到瘦肚子的目的。

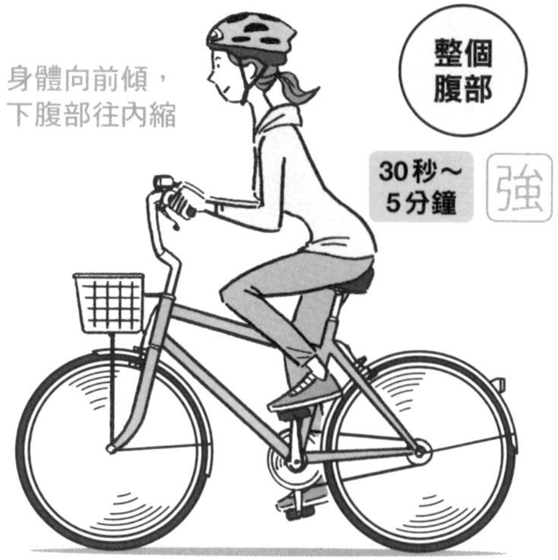
身體向前傾，下腹部往內縮
整個腹部
30秒～5分鐘
強

只做5分鐘，也比腹肌運動有效

一般來說，走路對瘦下半身的效果比騎腳踏車更好。然而，腳踏車移動速度快，可根據個人目的調整騎行方式，從而達到良好的瘦身效果。如果能有意識地注意騎車動作，即使只有5分鐘，也會比在健身房做腹肌運動更具效果。

不過，載著小孩或重物快速騎行，或奮力騎上陡峭斜坡，會使腿部肌肉增強而變得粗壯。

這裡介紹的騎車方法不會使大腿變粗，還能減少多餘的肌肉，使雙腿變得更加纖細。

上下樓梯能消耗許多熱量！

靠爬樓梯雕塑完美曲線

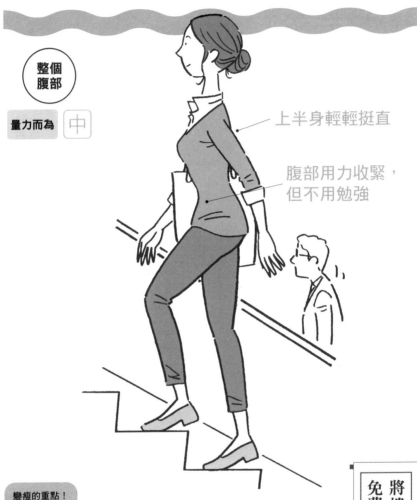

整個腹部

量力而為 中

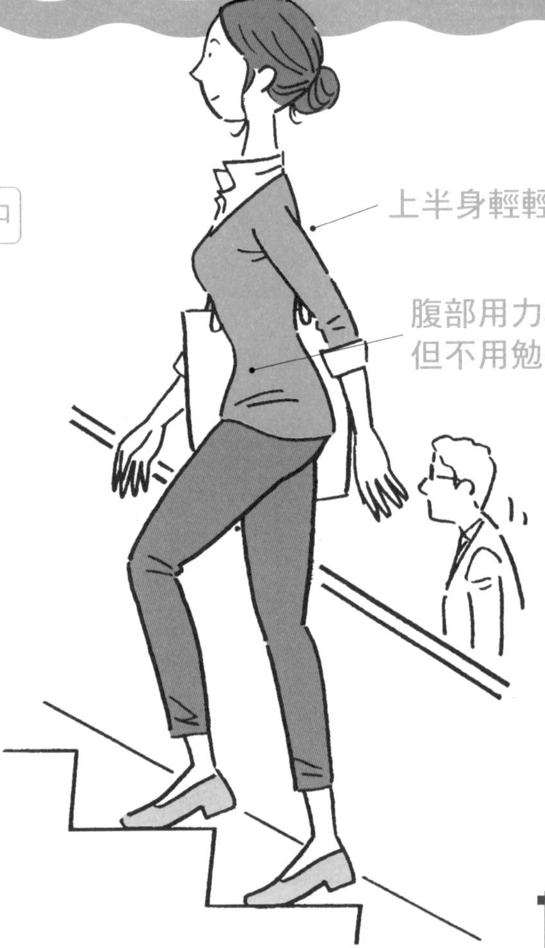
上半身輕輕挺直
腹部用力收緊，
但不用勉強

將樓梯化作免費的健身器材。

變瘦的重點！

爬樓梯時，保持上半身輕輕挺直

我們常會不自覺地想避開爬樓梯，但其實只要稍微將上半身挺直，就能輕鬆地上樓。爬樓梯時背部彎曲、身體前傾，會使重量壓在下半身，對腰部和膝蓋造成不小的負擔。透過稍微改變使用身體的方式，我們就能正確且輕鬆地運用全身肌肉。爬樓梯能消耗許多熱量，所以不要逃避爬樓梯，好好掌握這個瘦身機會吧！

效果增強！

藉由爬樓梯 雕塑臀部形狀

這項動作會使用到臀部到大腿後側的肌肉，讓這一帶的線條變緊實。不過，穿著鞋跟較高的鞋子時，請勿進行這項動作，會容易發生危險。

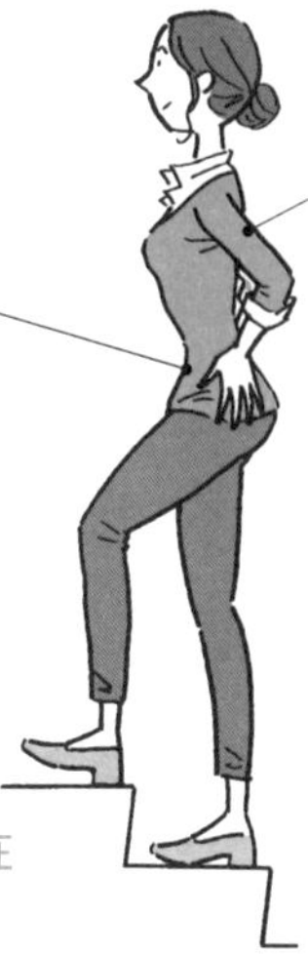

也可以這樣做！

以腳尖著地 可改善鬆弛的下半身

以身體微微向後傾的感覺下樓，就能有效改善鬆弛的下腹部到大腿前側。

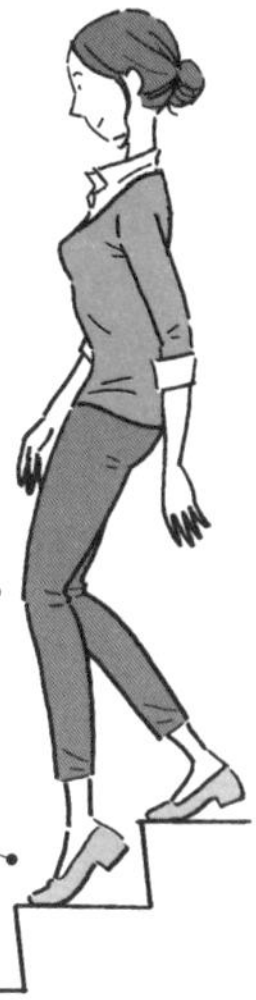
身體重心
微微往後，
下腹部收縮
如果感覺
膝蓋不舒服
就不要做了
盡量以腳尖著地的方
式行走，
腳跟不要碰到地面
下腹部
大腿
前側
腳踝
10階～
弱

為了美容跟健康，請積極爬樓梯吧！

首先我要講一位80多歲女性的故事。她因患有膝痛和腰痛，總是避免爬樓梯。不過她聽取建議，在上下樓梯時挺直背脊、收緊腹部後，幾天下來便感覺疼痛感消失了。後來，她竟然能夠不依靠扶手爬樓梯，這讓她感到相當喜悅。

若完全避免爬樓梯，相關肌力和關節功能便容易衰退。雖然勉強自己爬樓梯也不好，但若能妥善運用肌肉的力量，就不用擔心爬樓梯會造成不適了。為了自己的美容和健康，希望大家都能積極地爬樓梯。

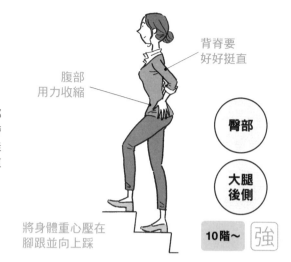

模特兒都是像這樣偷偷訓練的！

等紅綠燈練出筆直美腿

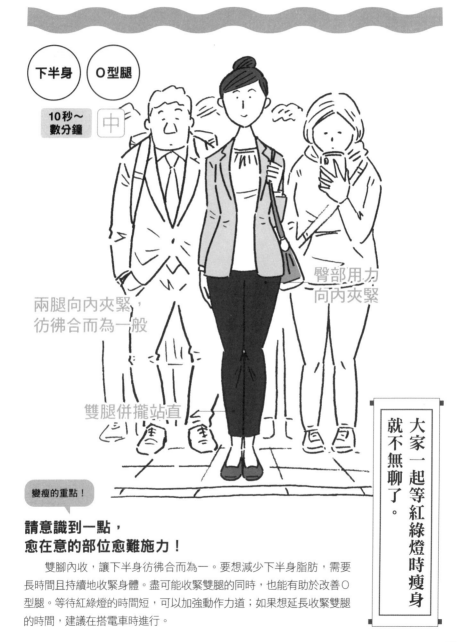

下半身　O型腿

10秒～數分鐘　中

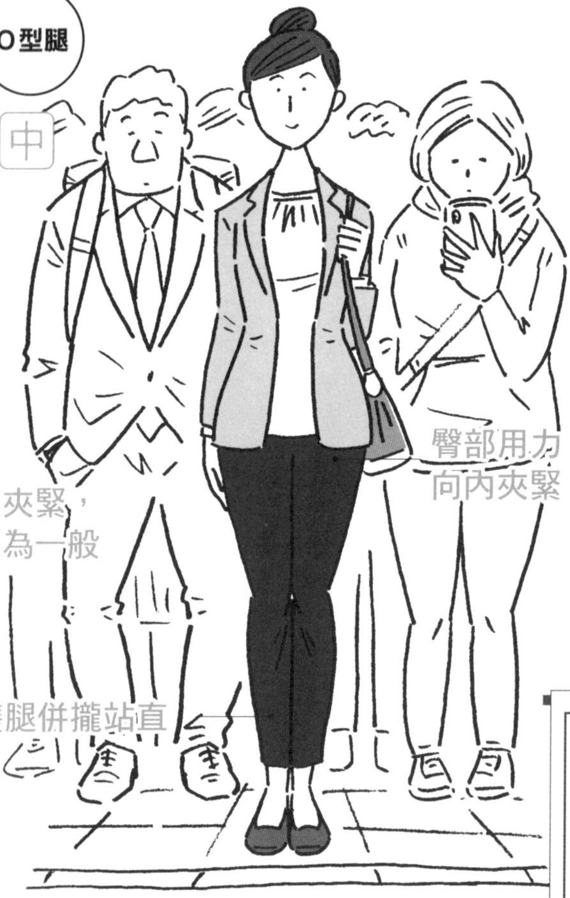
臀部用力
向內夾緊
兩腿向內夾緊，
彷彿合而為一般
雙腿併攏站直

大家一起等紅綠燈時瘦身就不無聊了。

變瘦的重點！

請意識到一點，
愈在意的部位愈難施力！

雙腳內收，讓下半身彷彿合而為一。要想減少下半身脂肪，需要長時間且持續地收緊身體。盡可能收緊雙腿的同時，也能有助於改善O型腿。等待紅綠燈的時間短，可以加強動作力道；如果想延長收緊雙腿的時間，建議在搭電車時進行。

也可以這樣做！

腳尖朝外，以大腿內側為中心用力收緊

只要將腳尖朝外，就能更輕鬆地運用到大腿內側的肌肉。若不確定如何使大腿內側出力，或無法有效運用這部分的肌肉，可以試試這個簡單的動作。

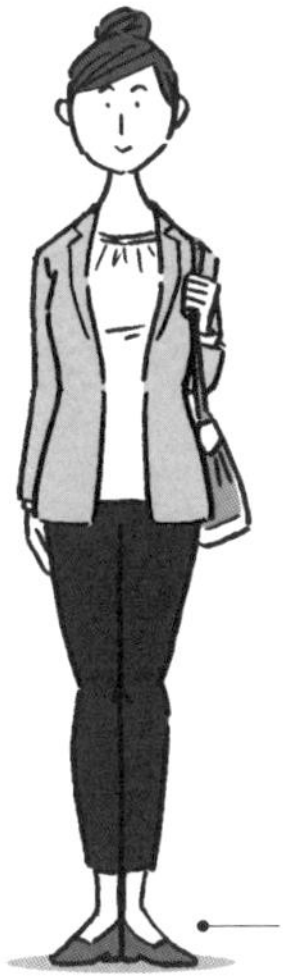

下半身　O型腿

10秒～數分鐘　中

像芭蕾舞者般從腳尖張開的動作開始進行

腳尖不用張得太開

也可以這樣做！

想雕塑臀部跟下腹部的話，可以試著張開雙腳再做收緊的動作

由於行走時常會用到大腿，這部分很容易出力；但臀部平時少有收緊的習慣，因此較難控制。如果平時習慣讓大腿施力的話，試著將雙腿張開，會變得難以調動大腿肌肉，轉而需要使用臀部肌肉。這樣一來，下腹部也會更容易自然地收緊。

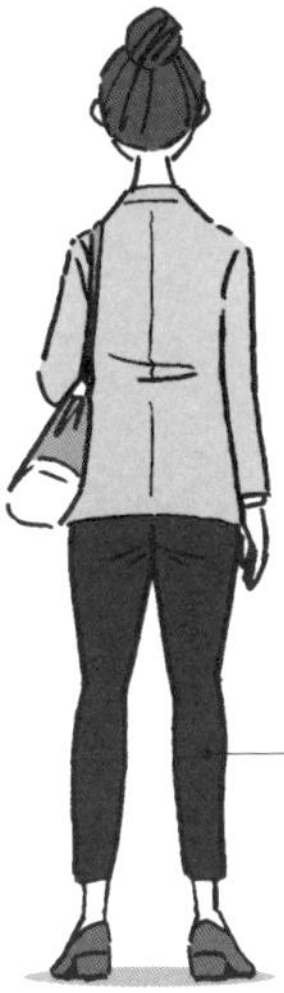

下腹部　臀部

10秒～數分鐘　中

雙腳張開與肩膀同寬，臀部收緊

要怎麼讓下半身變纖細而不變粗壯

過去我有過慘痛的經驗，因為想瘦下半身而做太多深蹲，結果反而讓腿變粗了。

瘦下半身確實需要運用肌肉，但關鍵在於如何使用肌肉。後來我發現，比起承重訓練，將下半身向內收縮更好瘦下半身。透過日常夾緊臀部到雙腿，我改善了嚴重的O型腿問題。

此外，如果沒有習慣持續收緊肌肉，不僅體態容易鬆弛，還可能年紀輕輕就有尿失禁的煩惱。

收緊臀部和腿部的動作，也可以在坐著或躺著時進行。

即使上車沒座位，也不會失望！

通勤時間雕塑上臂

上臂

左右各做 10秒～ 弱

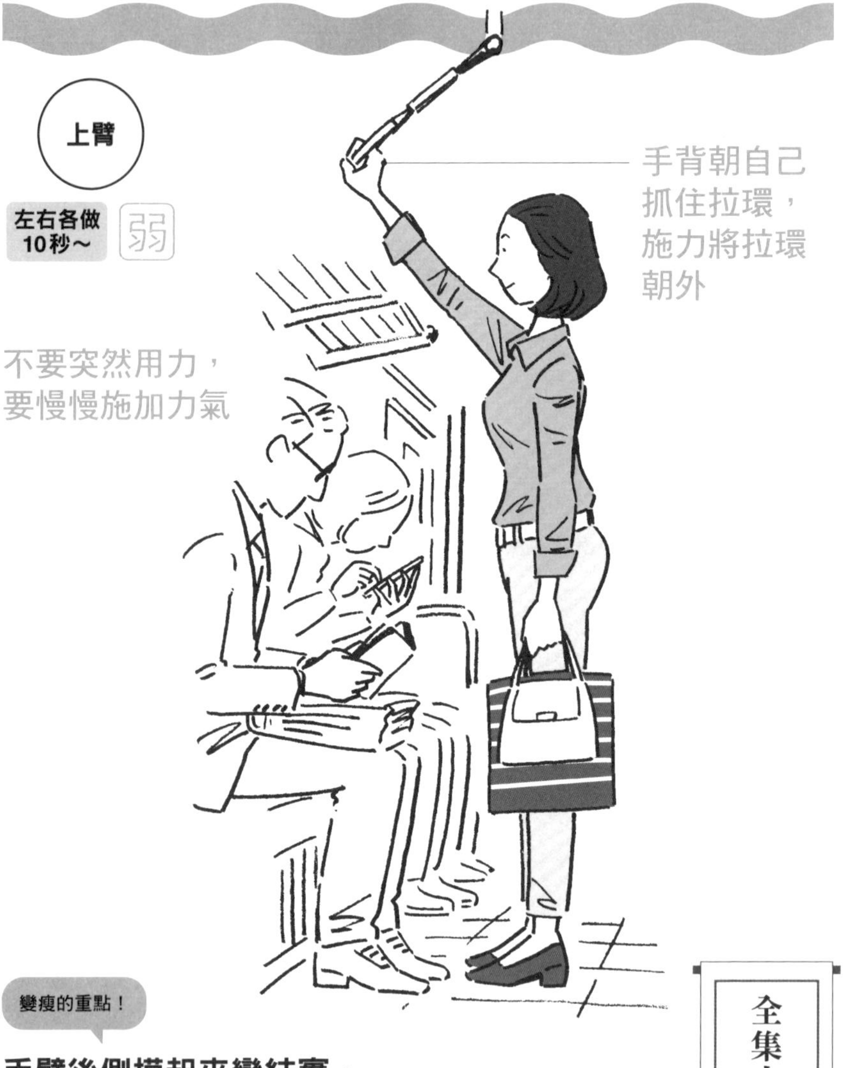
手背朝自己抓住拉環，施力將拉環朝外
不要突然用力，要慢慢施加力氣

變瘦的重點！

手臂後側摸起來變結實，就代表動作沒問題

這個動作看似只是以平常的方式抓住拉環，卻能達到緊實上臂的效果。當電車上沒有座位時，務必抓穩拉環。對於慣用右手的人，左手的力氣可能較弱，此時可以以左手為主來進行這個動作。

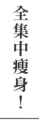

全集中瘦身！

也可以這樣做！

趁著電車搖晃時緊實下半身

雙腳交叉站立並收緊下半身，能有效運用整個下半身的肌肉。這種交叉姿勢有助於收緊臀部和腹部。試著在搭電車時，一邊穩住身體對抗車廂的晃動，一邊盡可能延長收緊下半身的時間吧。

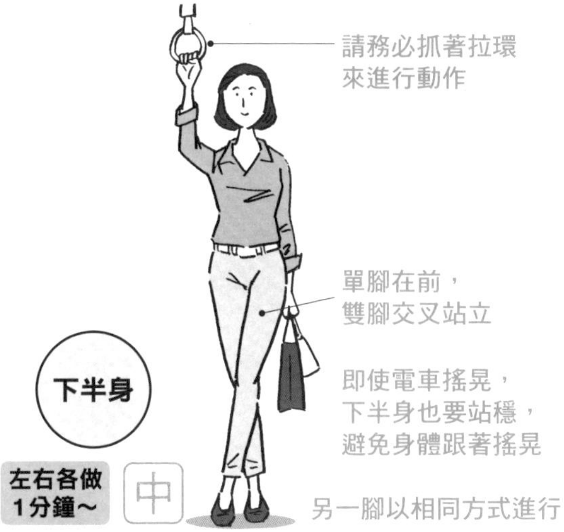

效果增強！

扭轉身體擰出多餘脂肪

保持本頁上方示範的雙腳交叉姿勢，身體向後輕輕扭轉。這個動作看似平凡，不易引起他人注意，但實際進行時卻相當具有挑戰性。

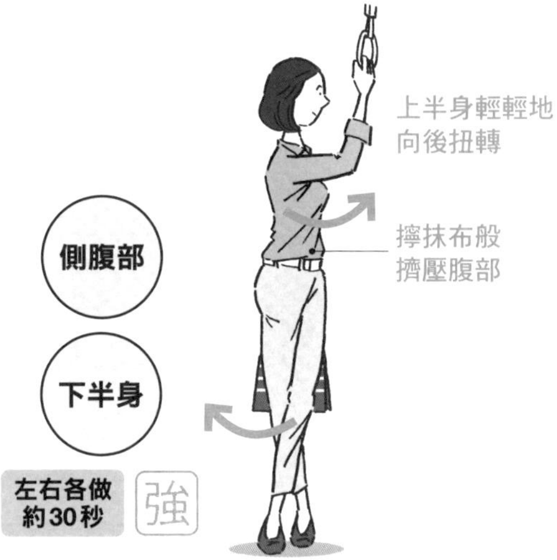

上半身輕輕地
向後扭轉
擰抹布般
擠壓腹部
側腹部
下半身
左右各做
約30秒
強

將窗戶當作鏡子來確認自己的動作

下班搭電車回家時，不妨養成習慣藉著窗戶反光來照鏡子，隨時確認自身姿態。

站著搭車時，試著放鬆背部、輕輕伸展脊椎、盡可能挺直背脊，就能發現體態不同，對外在年齡和印象的影響之大。

當你挺直背部並收緊腹部時，會感覺自己稍微增高了。此外，這也是檢視姿態的好機會，確認是否完全挺直身體。

抓住拉環時，也可以悄悄利用窗戶當鏡子，隨時確認自己的姿勢。

走出明星LOOK感！

用隨身包包鍛鍊上臂

上臂

左右各做
10～30秒

中

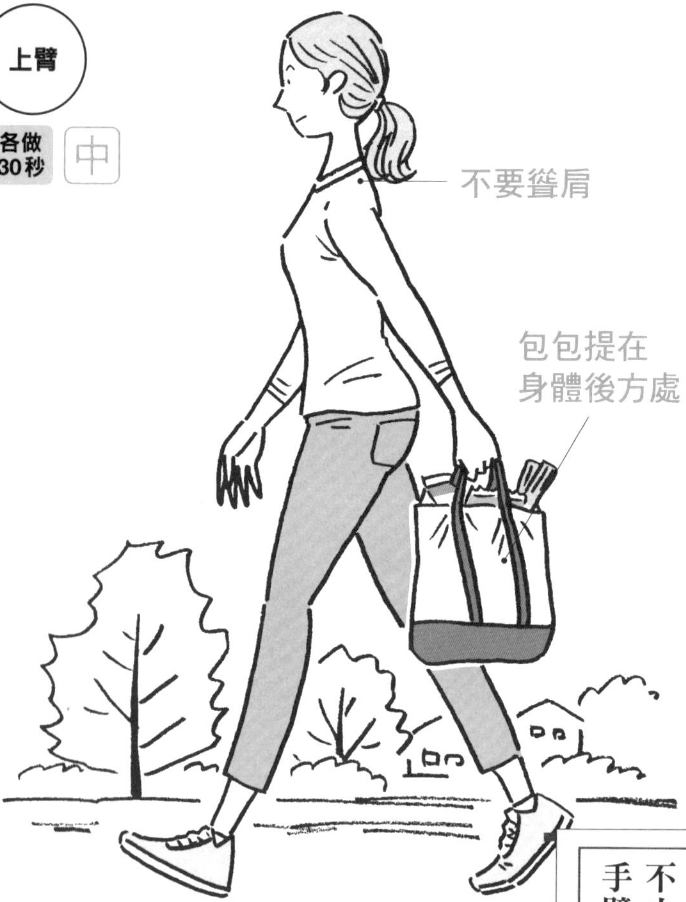

不要聳肩
包包提在
身體後方處

超市特賣會，
不小心買太多菜，
手臂要斷了。

變瘦的重點！

靠後提包包有助於改善鬆弛手臂

平時提手提袋時，通常會手臂彎曲，將袋子勾著置於身體前方。如果改為手臂伸直，並將袋子提在稍微靠後的位置，就能有效鍛鍊上臂，改善鬆弛的肌肉。若感覺左右手的鬆弛程度不同，可以讓較鬆弛的那一側多提一下。

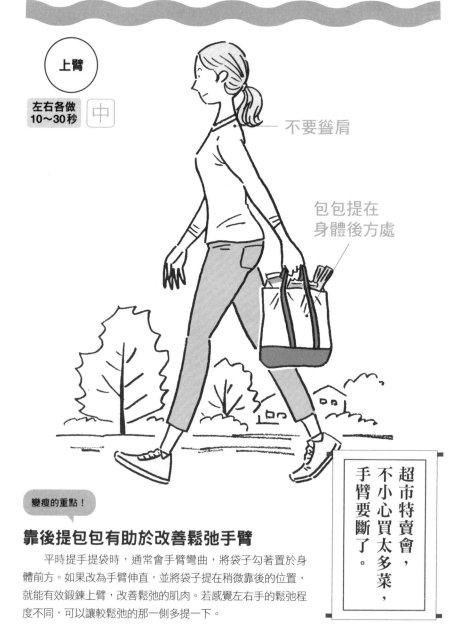

也可以這樣做！

擊退副乳

　　使用肩背包的時候，向後拉伸揹包包那側的肩膀，能有效減少背部贅肉。我們平常很少會用到背肌，故脂肪容易堆積在腋下至肩胛骨一帶。這項動作也適合有駝背和圓肩問題的人，有助於改善體態。

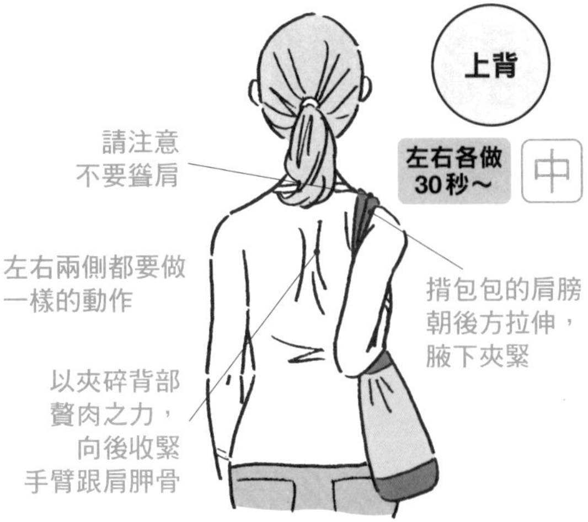
上背
左右各做
30秒～
中
請注意
不要聳肩
左右兩側都要做
一樣的動作
揹包包的肩膀
朝後方拉伸，
腋下夾緊
以夾碎背部
贅肉之力，
向後收緊
手臂跟肩胛骨

也可以這樣做！

往內收緊肋骨
能有效改善凸上腹

　　許多有上腹凸出問題的人，肋骨看起來是向外擴展的。另外，挺胸會讓姿勢看著不錯，但實際上可能會導致腰痛，需特別留意。

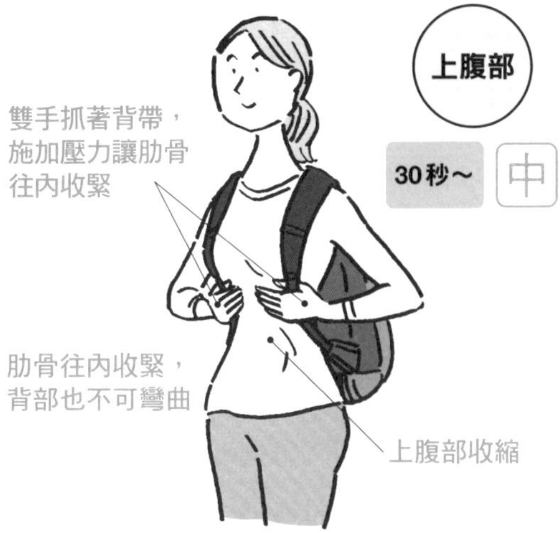
上腹部
30秒～
中
雙手抓著背帶，
施加壓力讓肋骨
往內收緊
肋骨往內收緊，
背部也不可彎曲
上腹部收縮

不只靠手臂，用軀幹力量提包包

　　提包包時，有一點務必多加留意。

　　當我們習慣用同一隻手提物品時，就算平常不提東西，也容易聳起那側肩膀。因為提包包的時候，會主要用到該側的肩膀和手臂。最後「積少成多」，可能導致身體左右不均衡，難以矯正回筆直體態。

　　因此，建議大家無論提什麼，都應該有意識地使用軀幹力量。

　　例如，右肩揹著包包而讓右邊肩膀聳起時，只要立刻挺直背部，就能讓下沉的左肩稍微提高，保持平衡。

在不知道會遇到哪些熟人的超市……

等結帳時成爲背影殺手

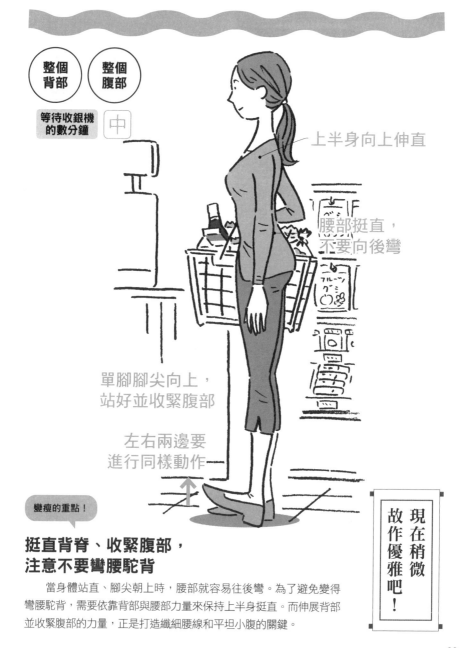

整個背部　整個腹部

等待收銀機的數分鐘　中

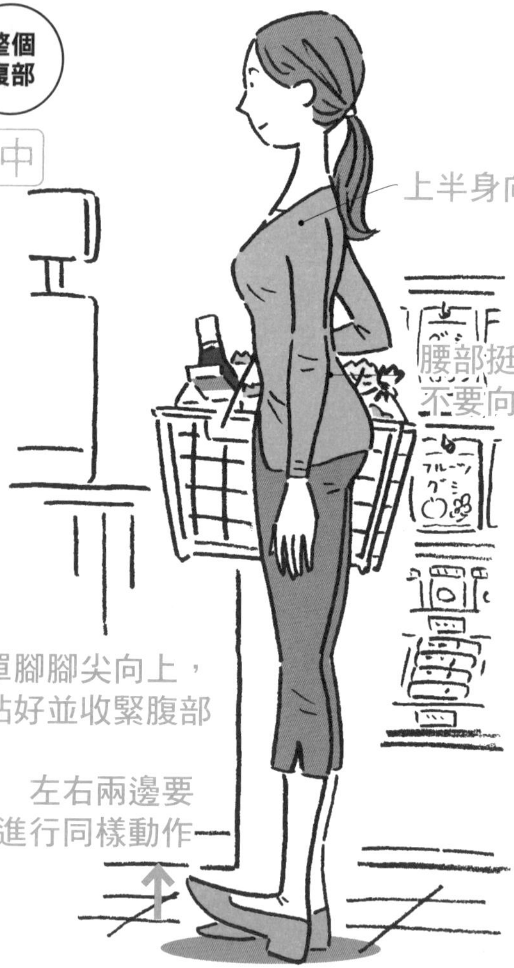
上半身向上伸直
腰部挺直，
不要向後彎
單腳腳尖向上，
站好並收緊腹部
左右兩邊要
進行同樣動作

現在稍微故作優雅吧！

變瘦的重點！

挺直背脊、收緊腹部，注意不要彎腰駝背

當身體站直、腳尖朝上時，腰部就容易往後彎。為了避免變得彎腰駝背，需要依靠背部與腰部力量來保持上半身挺直。而伸展背部並收緊腹部的力量，正是打造纖細腰線和平坦小腹的關鍵。

也可以這樣做！

購物途中
也留意他人目光！

伸直背部這個動作看似簡單，卻能大幅影響外觀給人的印象。不過，感到疲憊時，請不要勉強自己做這個動作。習慣這樣做後，會感覺愈來愈輕鬆、不容易因此疲累。

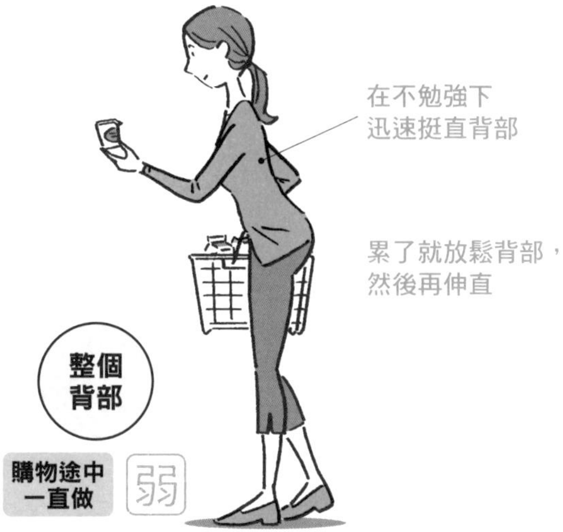

這裡要注意！

一旦駝背，
心情也會變得消極

許多研究指出，肌肉運動確實會影響個人的精神狀態。當背部彎曲時，情緒往往會不自覺地變得消極。因此，應當適度調整，該挺直背部時挺直，該休息時便放鬆，不必過度勉強，這樣也有助於提振精神。

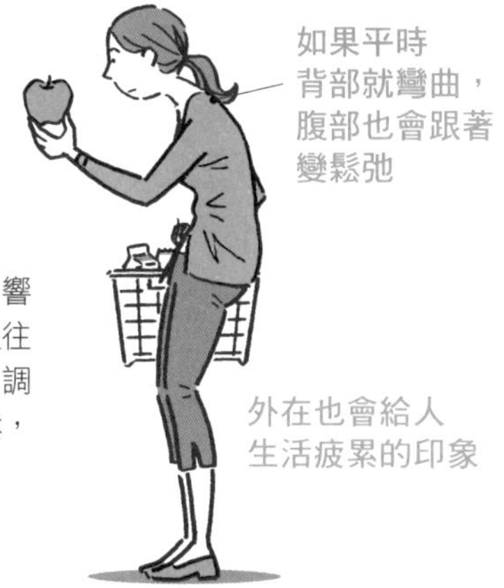
如果平時
背部就彎曲，
腹部也會跟著
變鬆弛
外在也會給人
生活疲累的印象

要留意疲勞的駝背身形！

某天，我在經歷一連串麻煩事後，在返家途中順道去超市。當我疲憊不堪地走進超市時，突然聽見有人朝我喊：「老師！」我回過頭，結果竟然是我的學生！我嚇得內心發出慘叫。

我平時總是耳提面命地告訴學生：「要挺直背脊喔！」那天我卻呈現疲憊的駝背姿態。自此，我將當下的尷尬化為動力，不論多疲憊，都會保持挺直背脊。

我認為在不知道下一秒會不會遇到熟人的超市，是讓人留意自己不要彎腰的好地方。

使出爆發力收緊腹部！

通過閘門的瞬間瘦小腹

整個腹部

1、2秒　中

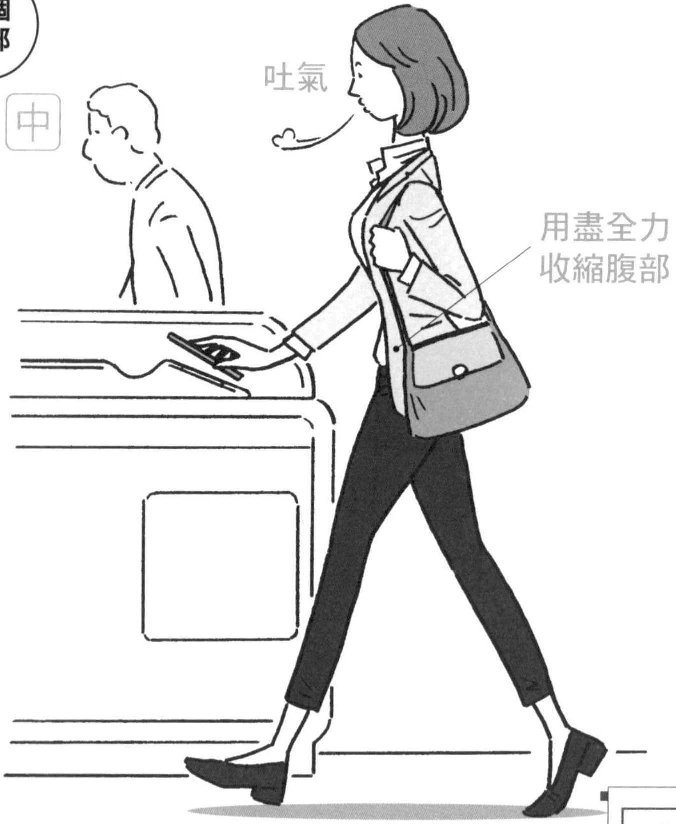

別擔心！不會有人發現的。

變瘦的重點！

腹部用力收緊，讓腰圍縮到最小！

通過閘門的瞬間，試著一邊吐氣一邊盡可能收緊腹部。但要注意，過度收緊腹部可能會不小心憋氣，而憋氣會影響瘦腹效果。此外，收腹時肩膀用力、肋骨上揚也不好。因此，請嘗試在吐氣的同時，將腹部收緊的力量提升到最高。

效果增強！

背脊確實挺直，效果會更加提升

透過每天全力收緊腹部，身體就會將鬆弛的肌肉轉化為緊實的肌肉記憶。背脊是否挺直以及挺直程度，都會直接影響鍛鍊效果。若目標是訓練腹部最內層的腹橫肌，背脊挺得愈直，效果會愈明顯。

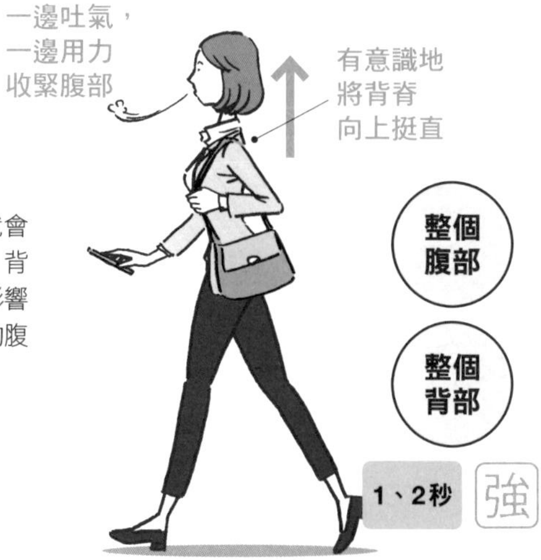
一邊吐氣，
一邊用力
收緊腹部
有意識地
將背脊
向上挺直
整個腹部
整個背部
1、2秒
強

效果增強！

掌握肌肉的運用方式，便是打造腰身的捷徑

在挺直背脊、嘴角上揚的狀態下會難以吐氣，這樣就能不依賴呼吸地收緊腹部。進行這項動作時，若能將收緊腹部的力道提升到極限，腹部看起來就會與瘦下來無異了。

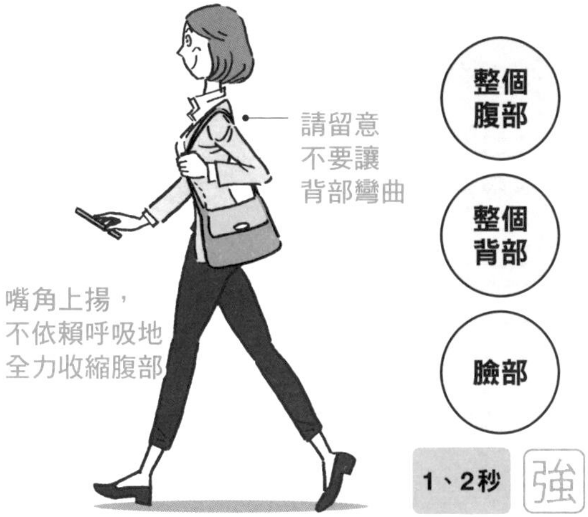
請留意
不要讓
背部彎曲
嘴角上揚，
不依賴呼吸地
全力收縮腹部
整個腹部
整個背部
臉部
1、2秒
強

收腹使用的肌力是燃脂的最佳武器

全力收緊腹部，可以增強收緊腹部所需的「肌力」。當肌力提升後，瘦腹部就會變得更加容易。

為什麼提升肌力有助於瘦腹呢？

舉個例子：為了達到燃燒脂肪的效果，可以在散步時微微收緊腹部。如果這時的收縮力道只能讓腹部減少1㎝，效果會比較有限；但若能減少3、4㎝，再延長散步時間，就會更容易達到減脂效果。

因此，增強收緊腹部的肌力，將成為燃燒脂肪的有力武器。

瘦下來跟瘦不下來的人
有什麼不一樣？

5

按照自我步調的人 vs 遵守規定的人

大家可能會感到意外，瘦不下來的人竟然是遵守規定的人。舉個例子相信各位就會懂了。依照「必須進行20分鐘以上的有氧運動，才能達到燃燒脂肪的效果」這項規範實行減肥計畫，若無法堅持下去，就會因挫敗而放棄。人們的行動模式很容易出現兩種極端：「無法遵守」跟「百分之百遵守」。

況且關於減重這回事，如果任何人都能依照規定成功，就不會有人因此感到辛苦了。另外，若是依照「誤以為正確」的規範執行，便具有一定的風險。

因此，即使別人說可以這麼做，還是會思考是否適合自己，才是能夠瘦下來的人。

如果減重進行得不順利，是否能花時間將其修正成適合自己的模式，這便是減重成功與否的分水嶺。

第6章

電視

將日常瘦身動作

加進看電視時間中

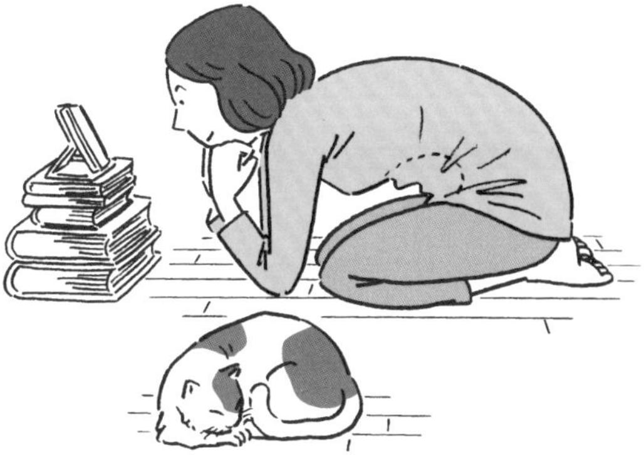

給討厭伏地挺身的你

上半身特別企畫

胸部

上臂

整個腹部

10秒～ 中

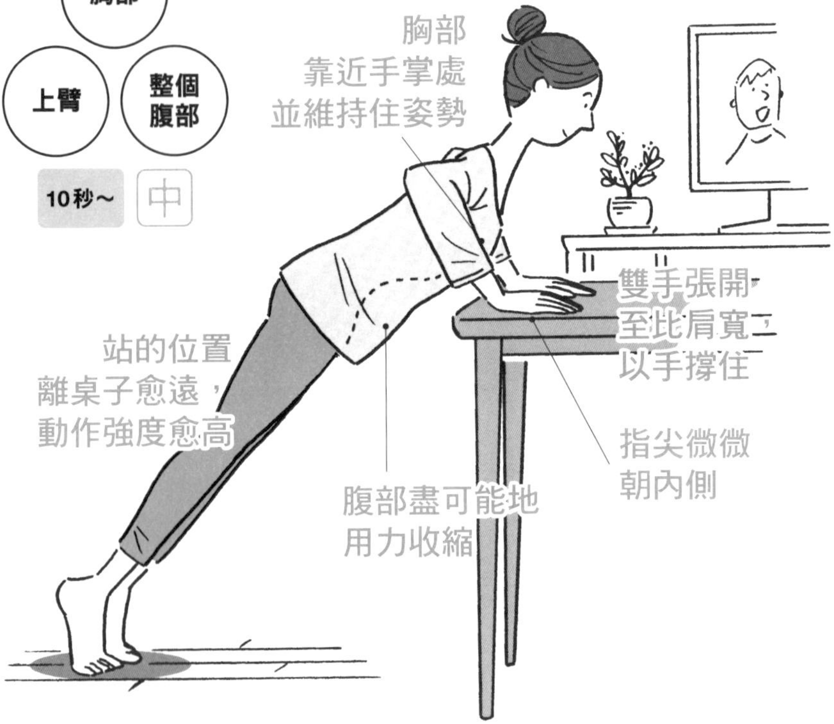

胸部靠近手掌處並維持住姿勢
雙手張開至比肩寬，以手撐住
站的位置離桌子愈遠，動作強度愈高
指尖微微朝內側
腹部盡可能地用力收縮

變瘦的重點！

雕塑胸部、肩膀及手臂線條，打造適合穿背心的身材

這是一項將身體重心集中於胸部、肩膀和手臂的伏地挺身動作。不要靠反作用力，讓胸部緩慢靠近手掌處，並停留在「感覺有點辛苦」的位置。如果無法繼續保持姿勢，就可以結束動作。這個動作能有效鍛鍊上半身，不僅讓胸部更挺立，還有助於雕塑肩膀到手臂的肌肉線條。動作的持續時間和次數因人而異，建議在「感覺有點辛苦」時調整，找到適合自己的訓練強度。

討厭辛苦，但喜歡高效率。

也可以這樣做！

更想雕塑手臂就夾緊腋下

倘若比起胸部，更想修飾手臂線條，就可以這麼做。撐牆做伏地挺身會比撐桌子做輕鬆。此外，夾緊腋下會提高緊實上臂的效果。

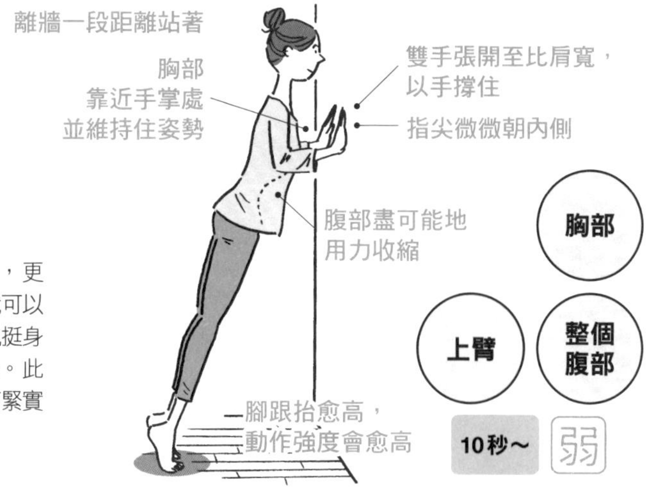
離牆一段距離站著
胸部
靠近手掌處
並維持住姿勢
雙手張開至比肩寬，
以手撐住
指尖微微朝內側
腹部盡可能地
用力收縮
腳跟抬愈高，
動作強度會愈高
胸部
上臂
整個
腹部
10秒～
弱

效果增強！

適當強度的伏地挺身可打造出緊實優美的上半身

無論是誰，只要做伏地挺身，多少都會鍛鍊出一點肌肉。

適度的肌肉能讓上半身線條變更優美。

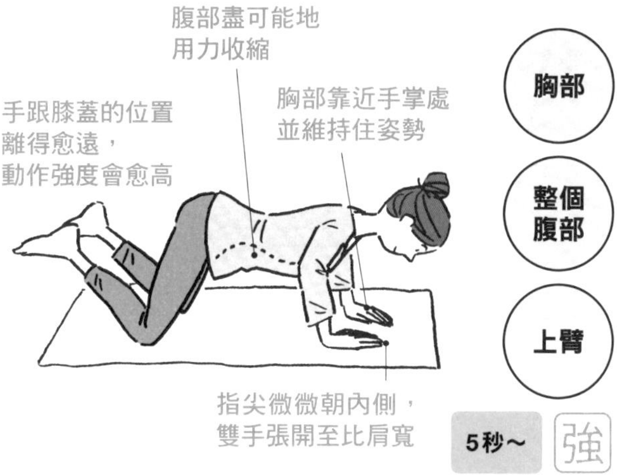
腹部盡可能地
用力收縮
胸部靠近手掌處
並維持住姿勢
手跟膝蓋的位置
離得愈遠，
動作強度會愈高
指尖微微朝內側，
雙手張開至比肩寬
胸部
整個
腹部
上臂
5秒～
強

做起來不會辛苦，而得以堅持30年

這個動作能同時實現豐胸、瘦上臂和瘦腹部三種效果，雖然做起來會有點辛苦，卻不像一般伏地挺身那麼累。以時間效率而言，非常推薦各位做。

我個人不太能堅持辛苦的肌力訓練，但這項伏地動作已經做了快30年（沒有每天做），還可以邊看電視邊做。

這與一般伏地挺身最大的不同在於，手臂不用反覆彎曲和伸直，保持固定不動就好。

此外，做這個動作時盡可能收緊腹部，就能有更好的瘦腹效果。

纖細手臂是女性的魅力指標！

坐沙發改善鬆弛上臂

上臂

10秒～數分鐘　中

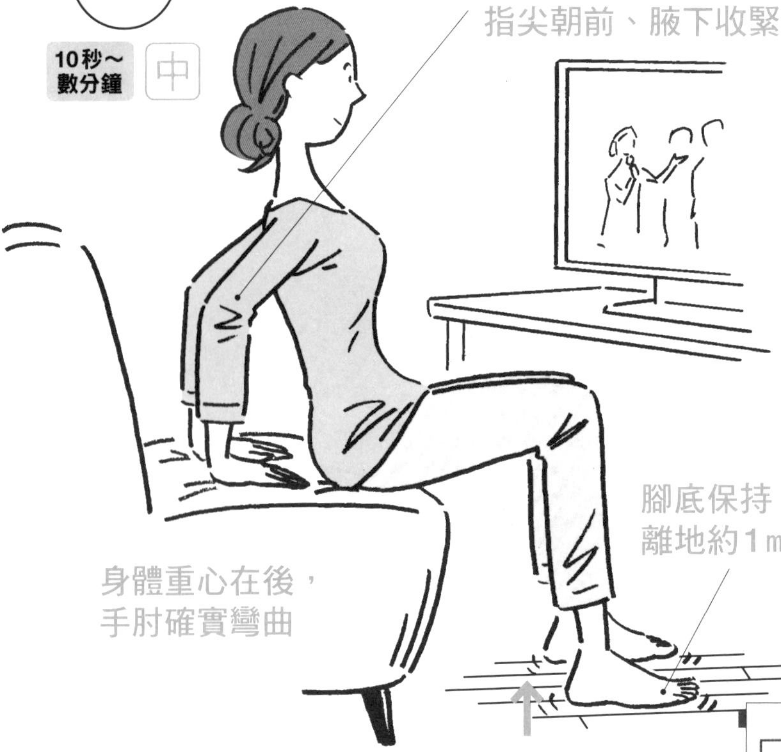
雙手撐在身體後方，指尖朝前、腋下收緊
腳底保持離地約1㎜處

懶散女子藏不住粗壯上臂。

變瘦的重點！

想變緊實，就縮短時間；想變纖細，就拉長時間

腋下收緊、指尖朝前，雙手放在身體後方且手肘彎曲，將身體重心移向上臂。這個動作對於緊實上臂效果顯著。若要改善鬆弛手臂，需要提高負荷量；如果目的是降低脂肪，則可降低負荷量並拉長動作時間。若是覺得動作過於辛苦，腳也可以不必抬高。

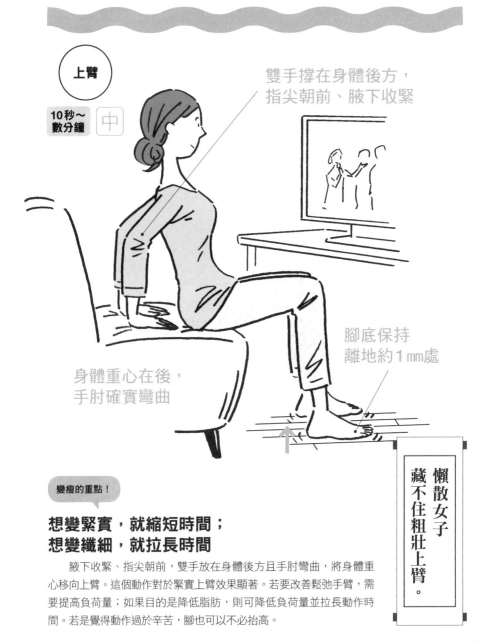

也可以這樣做！

往後坐、手肘微彎，拉長時間打造纖細手臂

在沙發等有靠背的椅子做這個動作時，可能難以大幅彎曲手肘。此外，靠背可以支撐上臂，負荷強度會相對較輕。這時建議採取邊做邊休息的方式，拉長動作時間，就能有效減少脂肪。

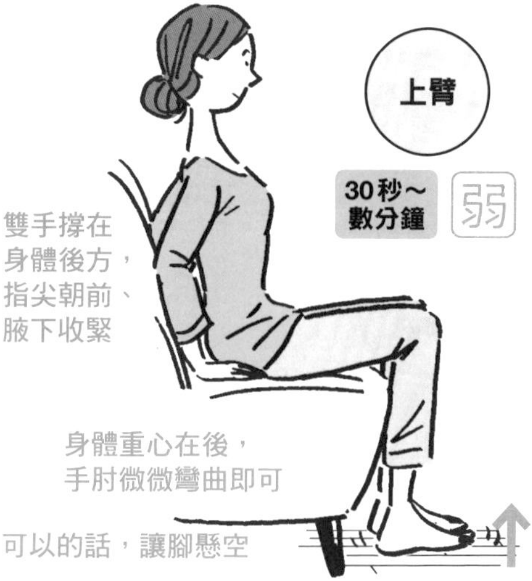
上臂
30秒～數分鐘
弱
雙手撐在身體後方，指尖朝前、腋下收緊
身體重心在後，手肘微微彎曲即可
可以的話，讓腳懸空

效果增強！

善用身體重心，打造緊實上臂

在地上抬高臀部、彎曲手肘。這個動作會將身體重心轉移至上臂，從而有效鍛鍊上臂肌肉，讓鬆弛的上臂變得愈來愈緊實。

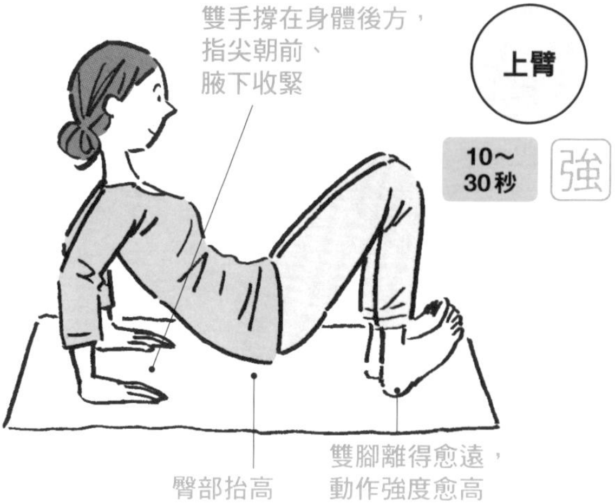
雙手撐在身體後方，指尖朝前、腋下收緊
上臂
10～30秒
強
臀部抬高
雙腳離得愈遠，動作強度愈高

只要不放棄，絕對會有成果！

透過飲食控制，也很難減少上臂脂肪。然而，只要每天努力做這項動作，總有一天你會迎來那一刻，感慨自己的持續付出得到了回報。

我會在早晨時做這項動作。雙手放在身體後方，透過彎曲手肘、伸直手臂來起身。其實這個過程中並不會感到疲累。

完成這個動作後，再加上用力伸展手臂內側的動作，效果會更佳（參見第37頁）。

若希望上臂能更快瘦下來，可以考慮搭配其他動作一起進行。

輕輕鬆鬆獲得驚人成效

托腮跪坐打造小蠻腰

整個腹部

30秒～數分鐘　弱

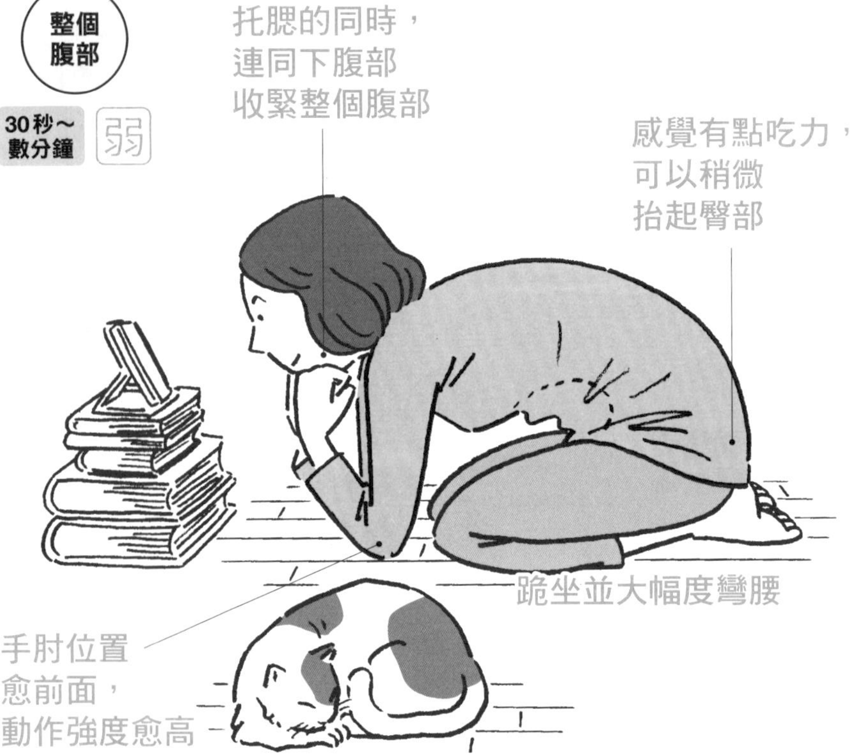

托腮的同時，連同下腹部收緊整個腹部
感覺有點吃力，可以稍微抬起臀部
跪坐並大幅度彎腰
手肘位置愈前面，動作強度愈高

變瘦的重點！

一點都不吃力，卻比高難度腹肌運動更有效

在膝蓋著地、托腮的同時，收緊腹部。這是一個容易掌握的動作，卻能緩慢有效地燃燒腹部脂肪。各位可以在看影片時，輕鬆地收緊腹部、放鬆身心，達到娛樂和運動的雙重享受！

我只是在看電視而已啦～

效果增強！

好痛苦！但可以快速瘦身！

整個腹部

～30秒 強

手肘和膝蓋都著地，同時收緊臀部，並持續用力收腹30秒。這樣做相當辛苦，但只要進行2到3次，腰圍就能顯著縮小。透過這項動作，腰腹周圍的肌肉會在短時間內變得緊實；只要持續進行，就能維持這種緊實的狀態。

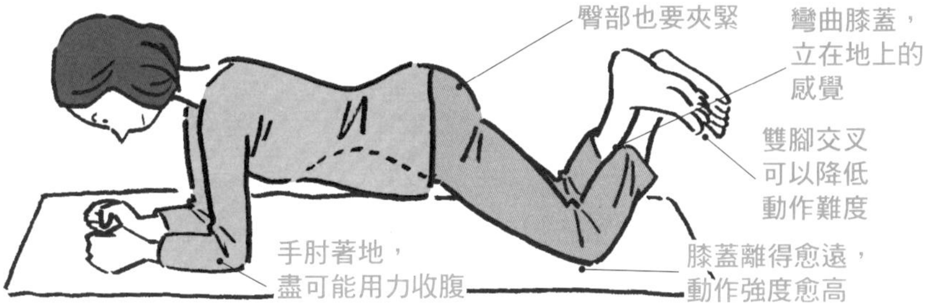
臀部也要夾緊
彎曲膝蓋，立在地上的感覺
雙腳交叉可以降低動作難度
手肘著地，盡可能用力收腹
膝蓋離得愈遠，動作強度愈高

也可以這樣做！

不用再做空中腳踏車運動了！

以雙膝側倒的方式坐下並收緊腹部，能有效緊實側腹部。左右兩側都要進行這項動作。

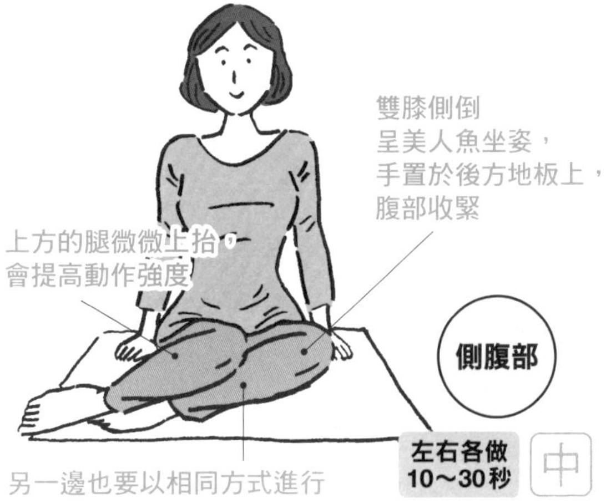
雙膝側倒呈美人魚坐姿，手置於後方地板上，腹部收緊
上方的腿微微上抬，會提高動作強度
另一邊也要以相同方式進行

側腹部

左右各做10～30秒 中

腰圍馬上縮小的背後原因

即使都是腹部緊縮的動作，腹部所承受的負荷也會因姿勢不同而異。

如果按照本頁上方所提到的動作，以腹部承受較大負荷的姿勢用力收緊，腰圍就會在剛完成動作時明顯變小。

這是因為即使動作結束，體態仍會稍微保持在肌肉用力收縮的狀態。

如果腰圍沒有馬上縮小，可能是緊縮腹部的力度不足，導致內臟和脂肪沒有被確實推起來。

只要持續努力進行，腹部緊縮的力度一定會逐漸提升的。

躺著滾來滾去時順便做一下

美臀三連發地板動作

臀部

左右各做
10秒～

中

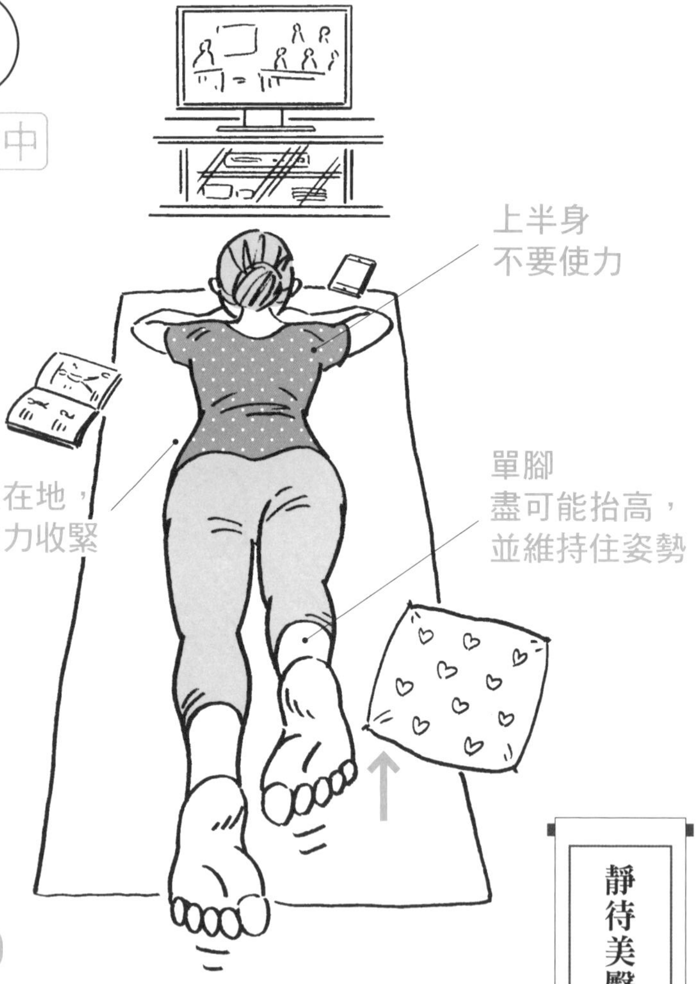
俯臥在地，
腹部用力收緊

靜待美臀到來。

變瘦的重點！

單腳提臀動作
不用擔心會傷腰

臉朝電視、俯臥在地時，單腳抬高並維持住，能有效提臀。與同時抬起雙腳相比，單腳抬高對腰部的負擔較小，運動方式更溫和。

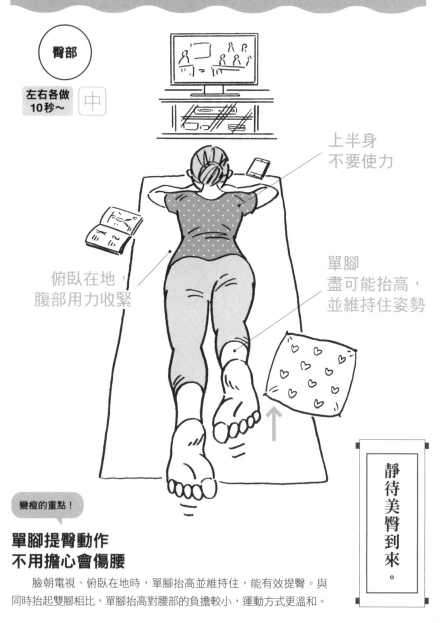

效果增強！

同時鍛鍊腹部跟臀部

臀部

10秒～ 強

俯臥在地，雙腳同時抬高。這個姿勢容易使上半身緊繃，請盡量保持放鬆狀態進行。最重要的是要利用腹部和臀部的力量，讓身體在腰腹緊縮的狀態下，將雙腳抬得更高。

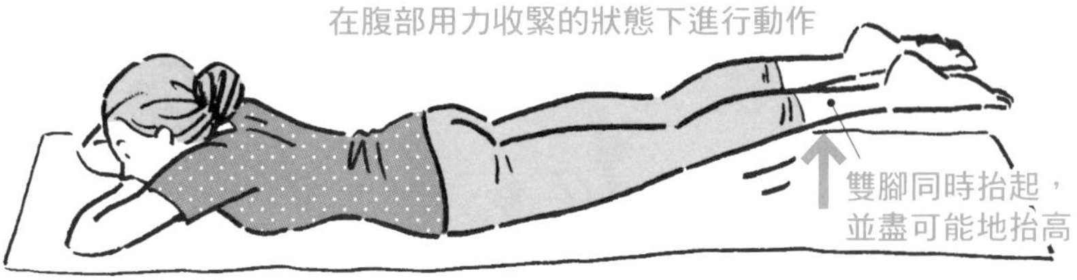
在腹部用力收緊的狀態下進行動作
雙腳同時抬起，
並盡可能地抬高

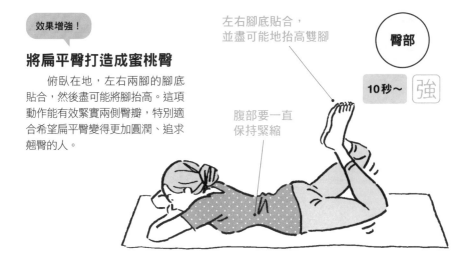

效果增強！

將扁平臀打造成蜜桃臀

臀部

10秒～ 強

俯臥在地，左右兩腳的腳底貼合，然後盡可能將腳抬高。這項動作能有效緊實兩側臀瓣，特別適合希望扁平臀變得更加圓潤、追求翹臀的人。

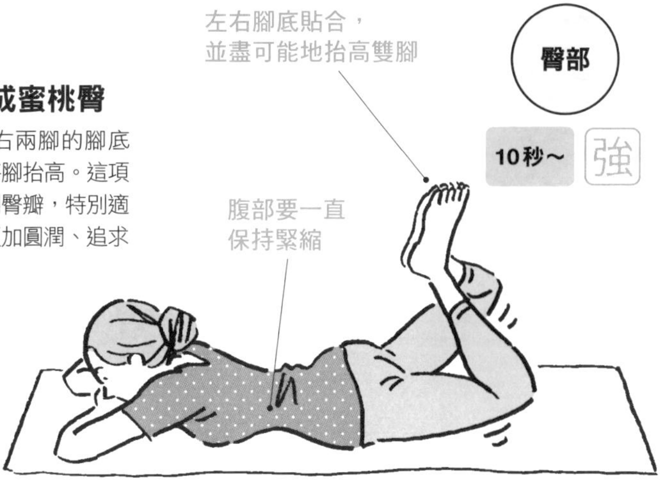

照鏡子 打造理想臀型

推薦的臀肌運動大致分為兩種：一是緊實左右兩側臀瓣的縮臀動作，一是雙腳在身體後方抬高的提臀動作。

建議各位先照鏡子觀察自己的臀部，清楚確認自己的理想臀型。

這裡介紹的動作具有很好的提臀效果，雖然比站著進行的動作吃力，但效果也會更明顯。建議養成每天進行的習慣。

如果對提臀的需求沒那麼高，每週進行一次即可。利用電視節目開始前或廣告時間做，是不錯的選擇。

一直保持同一姿勢容易疲累

靠自身重量跪著瘦小腹

下腹部　大腿前側

10～30秒　強

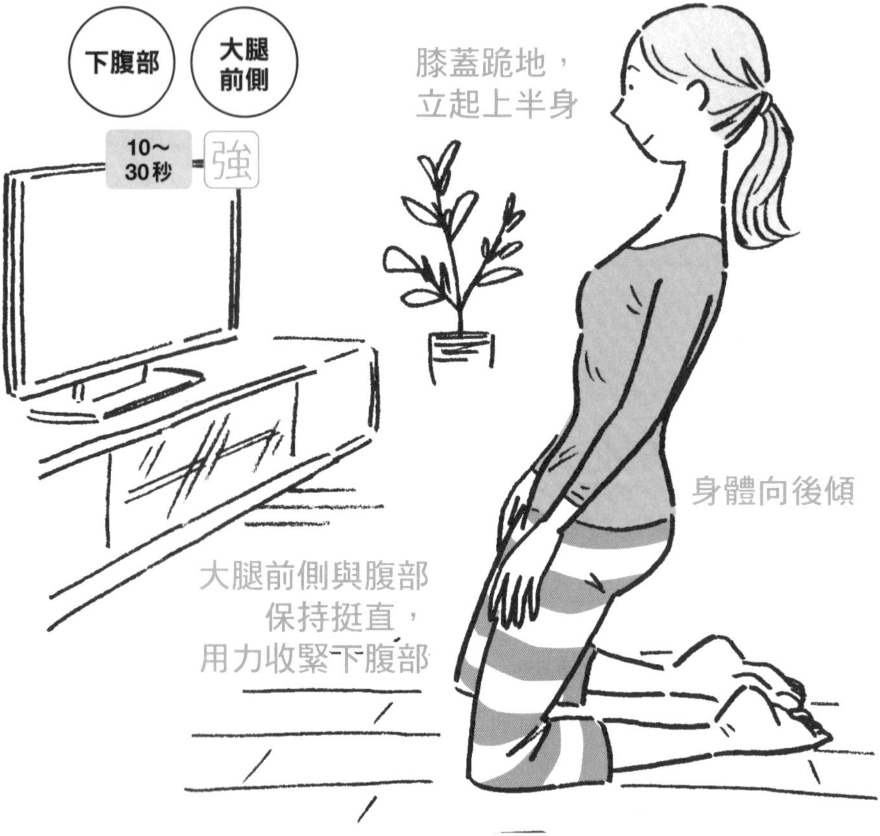
膝蓋跪地，
立起上半身
身體向後傾
大腿前側與腹部
保持挺直，
用力收緊下腹部

我可不是只在看電視而已喔～

變瘦的重點！

想改善鬆弛大腿和小腹，務必嘗試這項動作！

膝蓋跪地、腹部收緊並身體後傾，會同時拉伸到大腿前側至腹部一帶。努力維持身體不往後倒，還可增加大腿的負荷。如果再加入收緊腹部的動作，可有效雕塑下腹部。

也可以這樣做！

輕鬆坐著也能燃脂

　　在跪坐狀態下往後傾，並用力收緊腹部，這項動作對大腿和腹部的負擔比右頁的高跪姿來得輕鬆。延長動作時間，能提高緊實大腿和腹部的效果。不過，如果膝蓋感到疼痛，請務必停止進行這項動作。

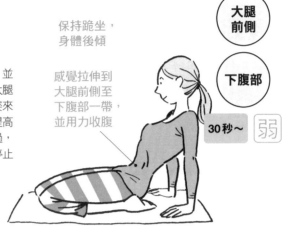

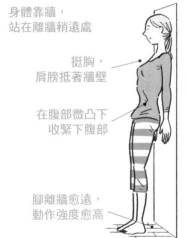

也可以這樣做！

利用牆壁 偷偷進行局部瘦身

　　這項動作看似簡單，只是肩膀倚靠著牆壁，卻要在腹部凸出的狀態下收緊下腹部。首先，努力讓自己能夠持續收緊下腹部10秒吧。

一邊伸展鬆弛肌肉 一邊收緊下腹部

　　各位聽過或經歷過，下山時感到吃力而肌肉痛的情況嗎？明明爬山時沒問題，為什麼下山時反而變得吃力呢？

　　這是因為下坡時，為了避免身體前傾，重心會不自覺地往後移。此時，大腿前側需要保持在拉伸狀態，支撐整個身體的重量。

　　平時我們不會特別去伸展大腿前側，也幾乎不會進行這樣的伸展動作，因此在用力拉伸時就會感到困難和吃力。

　　這裡介紹的動作可同時運用大腿和下腹部肌肉，非常高效。

達到不同於一般腹肌訓練的成效！

讓整個腹部凹下去的坐姿

整個腹部

～1分鐘 強

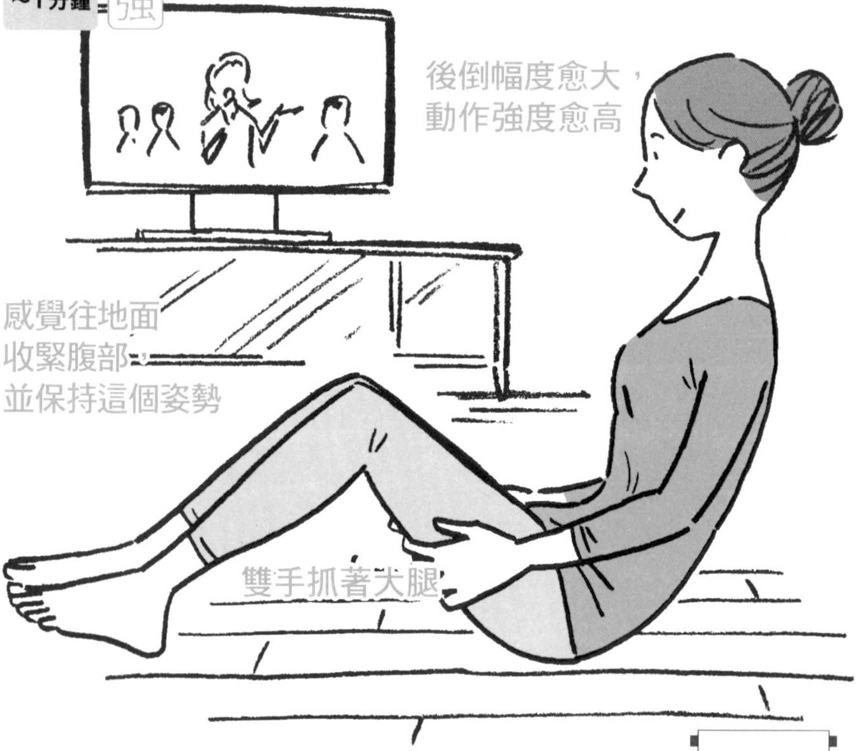
坐在地上，
彎背往後傾

變瘦的重點！

腹部收緊到無法繼續下去再停止

這個動作看起來與一般的肌肉訓練差不多，但其實像這樣在靜止狀態下，就能更專注於想瘦身的部位，達到更好的效果。請在這個姿勢下全力收緊腹部，當感到累得無法再繼續時，便可結束動作。

欲速就坐下。

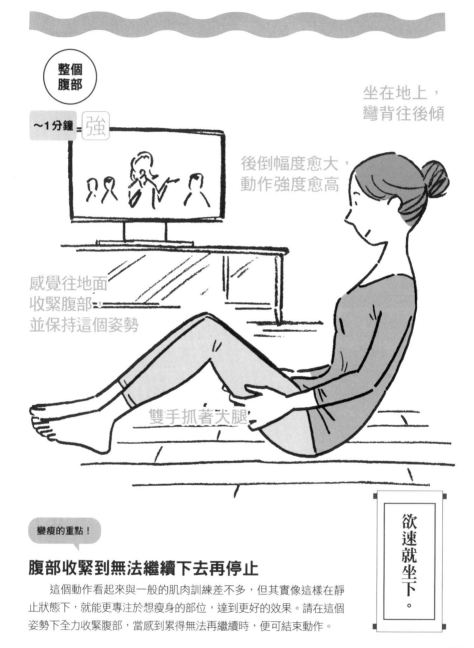

也可以這樣做！

長時間收緊有助於燃燒脂肪

這項動作對身體的負荷較小，建議拉長時間，以有效燃燒脂肪。

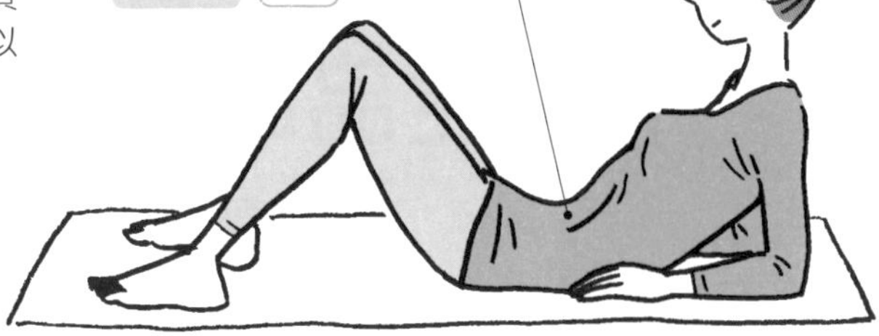

也可以這樣做！

鍛鍊肌肉會導致腰部粗壯？

雙手抱住側倒的大腿，並保持腹部收緊和雙腳微微抬高的動作，有助於鍛鍊側腹部。如果抬高雙腳會影響腹部收緊，可以不要抬腳，只專注於收緊腹部。對於容易增肌的人，若在鍛鍊時增加對腹部的負荷，可能導致腰部變壯，因此必須始終以收緊腹部為原則。

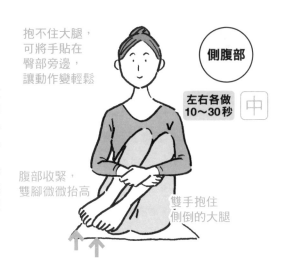

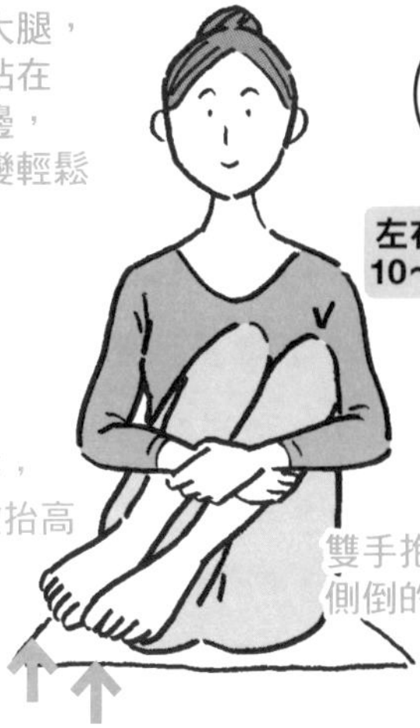
抱不住大腿，可將手貼在臀部旁邊，讓動作變輕鬆
側腹部
左右各做10～30秒
中
腹部收緊，雙腳微微抬高
雙手抱住側倒的大腿

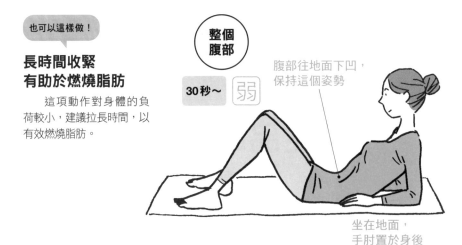

看電視的時候就來做運動吧！

許多人因為無法透過「腹肌運動」來瘦肚子而放棄訓練，這種感受其實可以理解。

腹肌運動主要鍛鍊的是位於腹部中央的腹直肌，也就是常見的六塊肌。若想瘦肚子，應該針對環繞腹部一圈的腹橫肌做收縮訓練，效果才更好。雖然看起來相似，但透過上下動作鍛鍊的腹肌運動，與這裡介紹的腹部收緊動作，兩者鍛鍊的肌肉部位是不同的。

若能自我預設「看這個節目時做這項動作」，應該能有效減少忘記做的情況。

瘦下來跟瘦不下來的人
有什麼不一樣？

6

不忍住品嚐美食的人
vs
努力忍住吃美食的人

忍著不碰最愛美食的人是無法變瘦的。因為這樣反而會有壓力，導致在吃其他東西時吃得太多。

有一位女士因為最喜歡米飯，晚餐都要吃兩碗飯。在聽到有人建議：「改成只吃一碗的話，應該至少能減3kg，要不要試試看呢？」她卻回道：「如果連吃兩碗飯都不行，人生未免太悽慘了！」於是她繼續維持著吃兩碗飯，在無壓力的情況下竟然瘦了5、6kg。

她究竟做了什麼呢？據說她會以腰部稍微下沉的姿勢刷牙，並改變走路方式。曾經被家人說「妳好像海獅啊」（泣）的她，最後卻成功雕塑出令人難以置信的緊實身材。

由此可知，充滿荊棘的減重之路百分之百會失敗。換言之，能瘦的人絕對是最了解自己的人。

第7章

夜晚

將日常瘦身動作

加進夜晚例行事務中

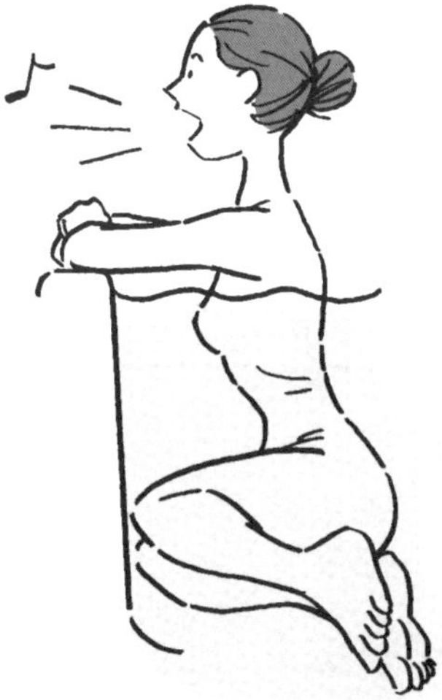

習慣早上洗澡就在早晨做吧！

趁著洗頭改造凸小腹

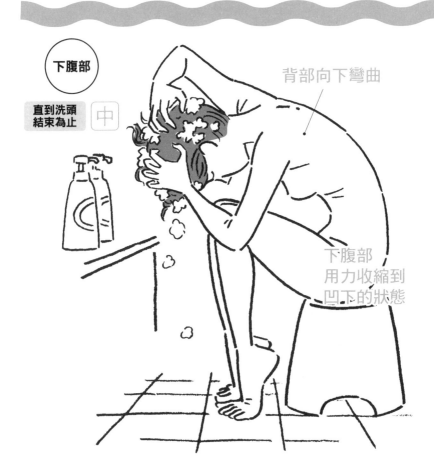

下腹部

直到洗頭結束為止 中

變瘦的重點！

動動下腹部就能減掉脂肪！

洗頭時，彎曲背部並收縮下腹部，特別適合那些站立時難以用力收縮下腹部的人。要想減少下腹部脂肪，就必須使下腹部發力。背部彎曲的幅度愈大，愈能用力收緊下腹部，因此洗頭時間是一個很好的鍛鍊機會。

可嘆腹不凹，
不如動一動。

效果增強！

單腳抬高
會更容易下腹部施力

抬高單腳時，下腹部會較容易用力，如果同時進行收腹，效果會更明顯。若是覺得抬腳太吃力，也可以改為腳尖輕觸地面，這樣更容易持續進行。

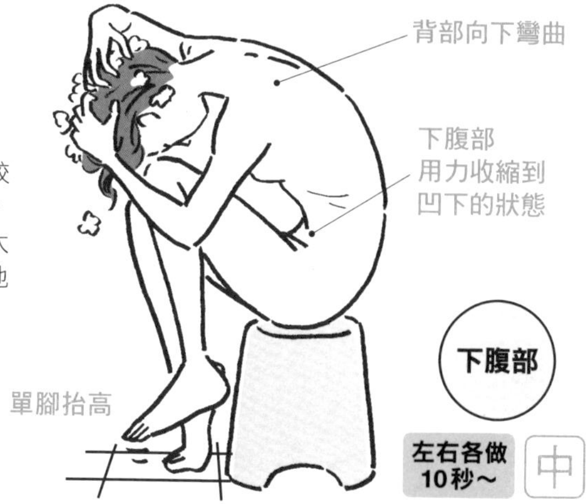
背部向下彎曲
下腹部
用力收縮到
凹下的狀態
下腹部
單腳抬高
左右各做
10秒～
中

也可以這樣做！

確認肌肉
是否有出力

當膝蓋向側邊傾倒，並收緊腹部時，更能鍛鍊到側腹部肌肉。可以用手捏側腹部，檢查肌肉是否有確實用力。

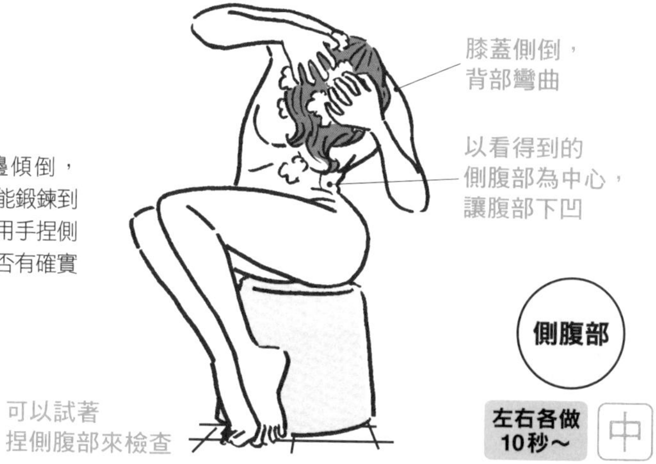
膝蓋側倒，
背部彎曲
以看得到的
側腹部為中心，
讓腹部下凹
側腹部
可以試著
捏側腹部來檢查
左右各做
10秒～
中

捏捏腹部，打開瘦下腹部大門

有些人雖然很瘦，體型卻像幼兒或小腹凸出，無論如何控制飲食都無法改善這種困擾。

這是因為在日常生活中，幾乎沒有收縮腹部的機會，導致腹肌沒有被適當使用。

如果腹肌不常活動，可以用手輕捏腹部，或以手指施壓。

我們每個人絕對都擁有肌肉，只是差在有沒有好好運用而已。

感受到肌肉的存在，就是瘦下腹部的第一步。

你知道聲帶也是肌肉嗎？

泡澡時邊唱歌邊瘦肚子

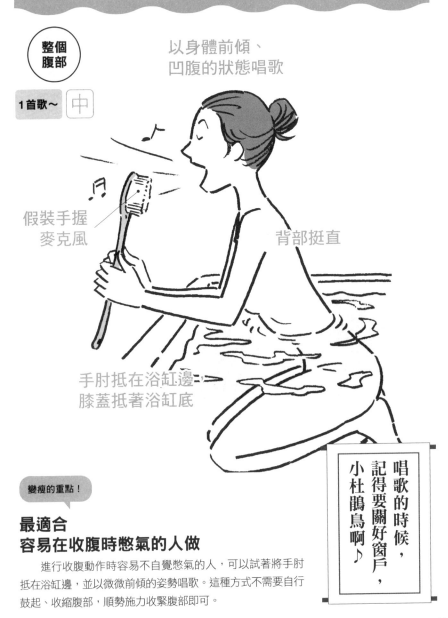

整個腹部

1首歌～ 中

唱歌的時候，
記得要關好窗戶，
小杜鵑鳥啊♪

變瘦的重點！

最適合
容易在收腹時憋氣的人做

　　進行收腹動作時容易不自覺憋氣的人，可以試著將手肘抵在浴缸邊，並以微微前傾的姿勢唱歌。這種方式不需要自行鼓起、收縮腹部，順勢施力收緊腹部即可。

也可以這樣做！

確認收腹動作是否不夠確實

輕鬆躺在浴缸裡，一邊唱歌一邊收緊腹部。這個姿勢能清楚觀察腹部的動作，有助於確認收緊效果。躺著很舒適，想唱幾首歌就唱幾首，盡情享受這段放鬆又能有效瘦身的時光吧！

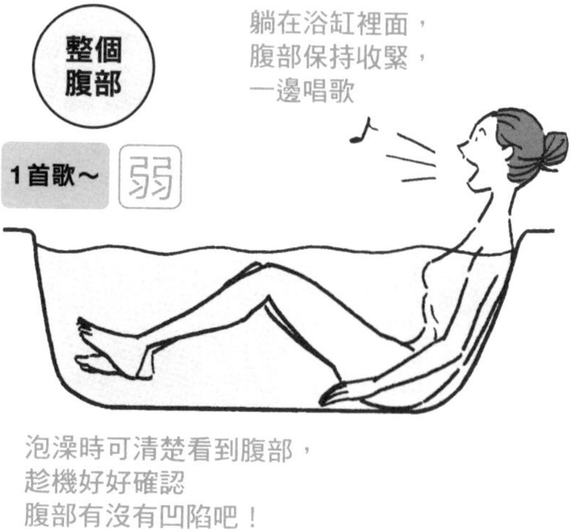
整個腹部
躺在浴缸裡面，
腹部保持收緊，
一邊唱歌
1首歌～
弱
泡澡時可清楚看到腹部，
趁機好好確認
腹部有沒有凹陷吧！

也可以這樣做！

看著輕鬆，卻能有效消耗熱量

泡澡時側坐，並邊收緊腹部邊唱歌，可以有效運用到以側腹部為主的腰腹一帶肌肉。保持收腹狀態發聲，不僅能鍛鍊腹部，還能增加卡路里消耗量。

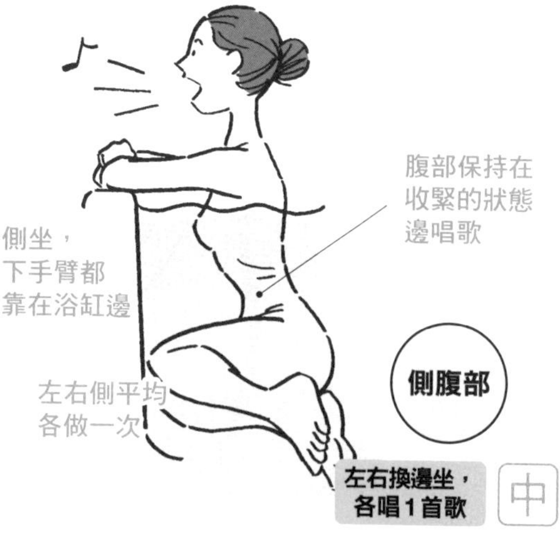
腹部保持在
收緊的狀態
邊唱歌
側坐，
下手臂都
靠在浴缸邊
左右側平均
各做一次
側腹部
左右換邊坐，
各唱1首歌
中

運用軀幹發力提升卡路里消耗量

搭配唱歌收緊腹部，其實還滿有趣的。

不過，泡澡時大聲唱歌固然愉快，還是要考慮到聲音可能會打擾到附近鄰居，這時可以改用哼唱的方式也不錯。

這個方法有助於確認腹部是否凹陷，推薦大家在泡澡時試試看。

若有機會外出唱卡拉OK，也能試著挺直背部，邊唱歌邊收腹。

這不僅會讓全身暖起來，還能感受到熱量正在消耗。聲帶也是肌肉的一部分，邊讓軀幹發力邊唱歌，用身體切實感受卡路里消耗量提升的感覺吧。

等吹乾總是耗時又無聊

利用吹頭髮時間瘦腳踝

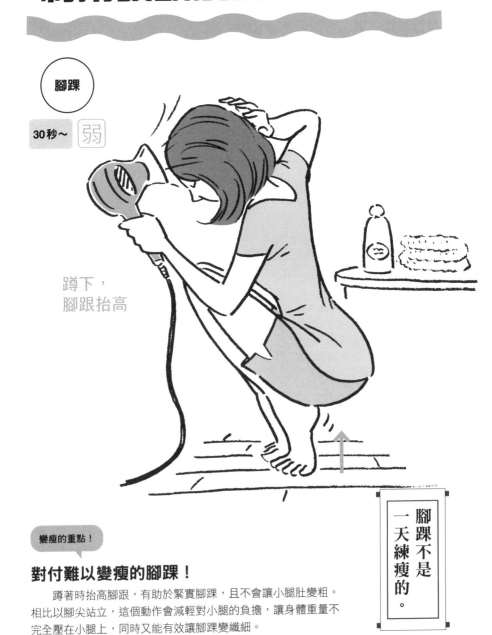

腳踝

30秒～ 弱

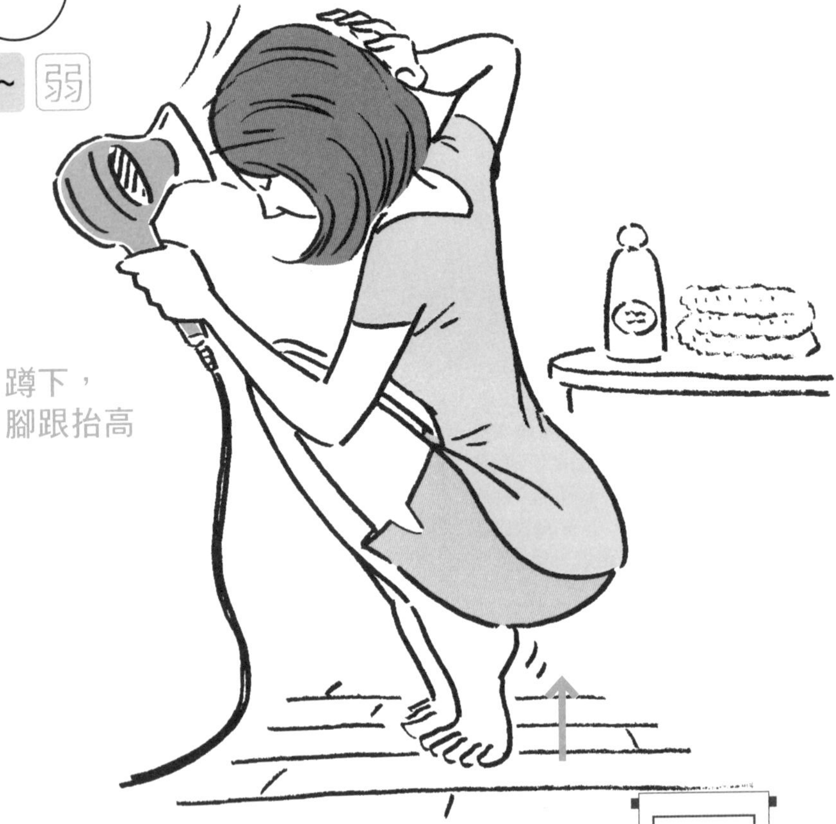

腳踝不是一天練瘦的。

變瘦的重點！

對付難以變瘦的腳踝！

蹲著時抬高腳跟，有助於緊實腳踝，且不會讓小腿肚變粗。相比以腳尖站立，這個動作會減輕對小腿的負擔，讓身體重量不完全壓在小腿上，同時又能有效讓腳踝變纖細。

效果增強！

彎腰吹頭髮
打造緊實下半身

保持蹲姿、抬高臀部，能有效緊實下半身。不過抬高腳跟時，要注意保持腹部和背部的平衡，難度較高。初學者可先從微微抬高腳跟或腳跟著地，開始逐步適應這個動作。

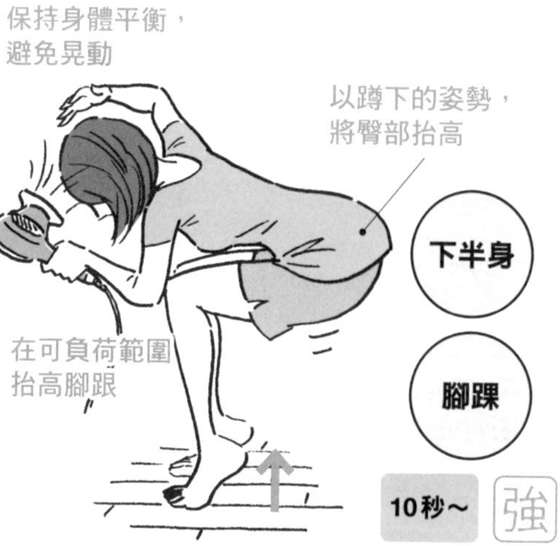
保持身體平衡，
避免晃動
以蹲下的姿勢，
將臀部抬高
在可負荷範圍
抬高腳跟
下半身
腳踝
10秒～
強

效果增強！

重視腳踝
可以緊實下半身

將臀部倚靠在牆壁上，膝蓋彎曲，盡量抬高腳跟。膝蓋彎曲幅度愈大，動作會愈吃力；若伸得愈直，則會相對輕鬆。請選擇不會過度負擔的舒適位置，並延長動作時間。

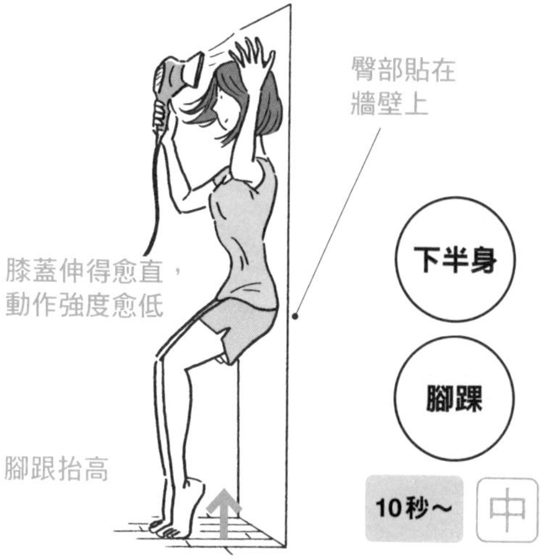
臀部貼在
牆壁上
膝蓋伸得愈直，
動作強度愈低
腳跟抬高
下半身
腳踝
10秒～
中

腳踝上的脂肪最難對付

腳踝作為常用關節，脂肪不易堆積。然而，一旦脂肪附著在腳踝上，就會相當難以消除。

大家應該聽過「站著做腳跟上下動作可以瘦腳踝」的說法吧！但事實上，這個動作與其說是讓腳踝變細，不如說是透過鍛鍊讓小腿肚變粗壯，使腳踝在視覺上變細，實際上並未真的變細。

附帶一提，有些人因為穿高跟鞋而導致小腿肚肌肉變強壯。如果不希望小腿肚變得太粗壯，最好避免將身體的重量過度集中在小腿肚上。

護膚時間也能自我整形！

照鏡子消除眼下脂肪

臉部

1次10秒～
拉長時頻繁地做

弱

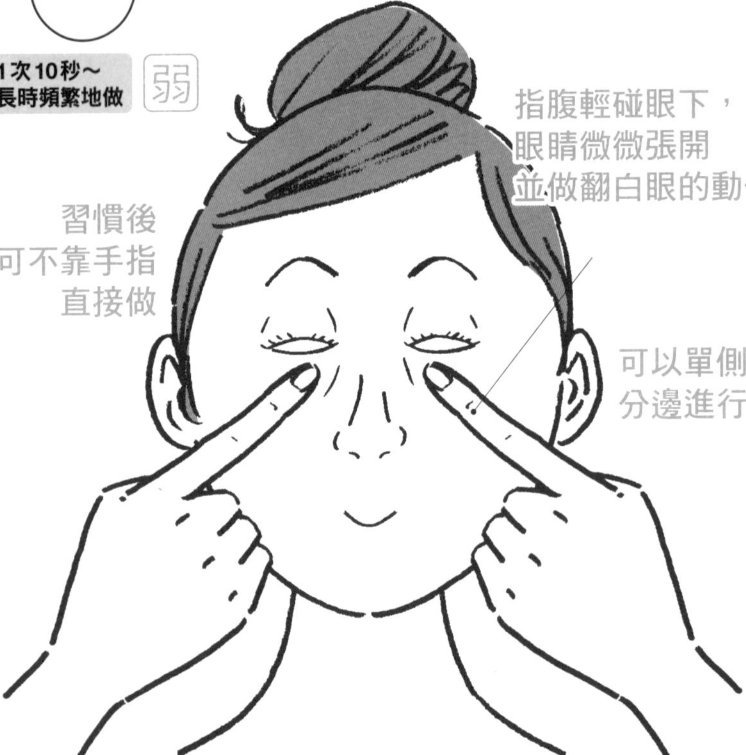
指腹輕碰眼下，
眼睛微微張開
並做翻白眼的動作
習慣後
可不靠手指
直接做
可以單側
分邊進行

變瘦的重點！

只要孜孜不倦地努力，便可以消除眼下脂肪

這個動作要消除的不是眼袋，而是眼睛下方那塊鼓起的脂肪。只要讓眼睛下方微微顫動，就能有效消除這些脂肪。雖然這比整形需要更多時間，但是一個既安全又令人安心的方法。

整形至上，安全第一。

這裡要注意！

為了避免造成反效果，請務必照鏡子確認臉部狀態

網路上有許多臉部運動介紹，但其中有些動作可能會帶來不想要的結果。因此，務必對著鏡子確認自己是否讓不必要的部位用力了。

我曾經在做過某種臉部運動的一週後，被好幾個人問：「妳是不是變胖了？」雖然俗話說「失敗是成功之母」，但能在失敗前及時察覺問題會更好。

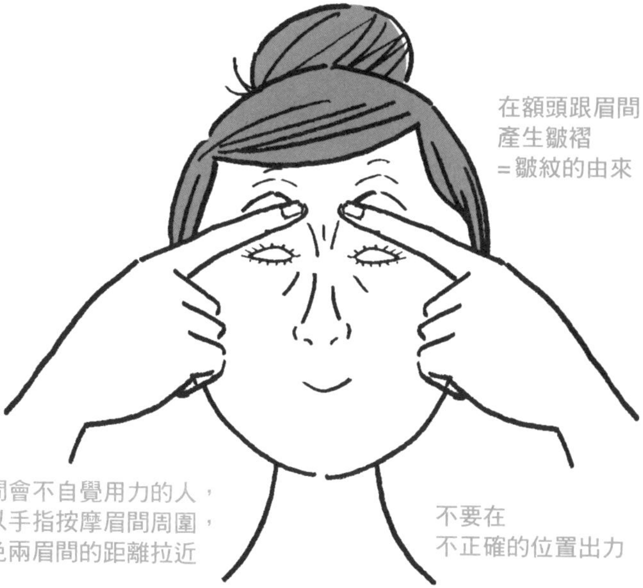
眉間會不自覺用力的人，
請以手指按摩眉間周圍，
避免兩眉間的距離拉近

消除眼下脂肪的方法

我從電視廣告中得知，眼睛下方鼓起的東西其實是脂肪後，便想到：「既然是脂肪，不就可以消除掉嗎？」於是開始研究如何運用眼睛下方肌肉。我想到顫動眼下的方法後，開始慢慢實行。

然而，由於生活忙碌，我沒有顧及到方方面面，結果就像上臂一樣，等發現時眼睛下方的鼓起物已經變大了。

於是，我再次開始做顫動眼下的動作，花了一年時間消除掉鼓起物。

這個動作非常輕鬆，且能實際感受到效果，相信各位一定能堅持下去。

趕走「今天都沒動」所帶來的悔意

趁睡前來一次逆轉吧！

全身

左右各做～30秒

中

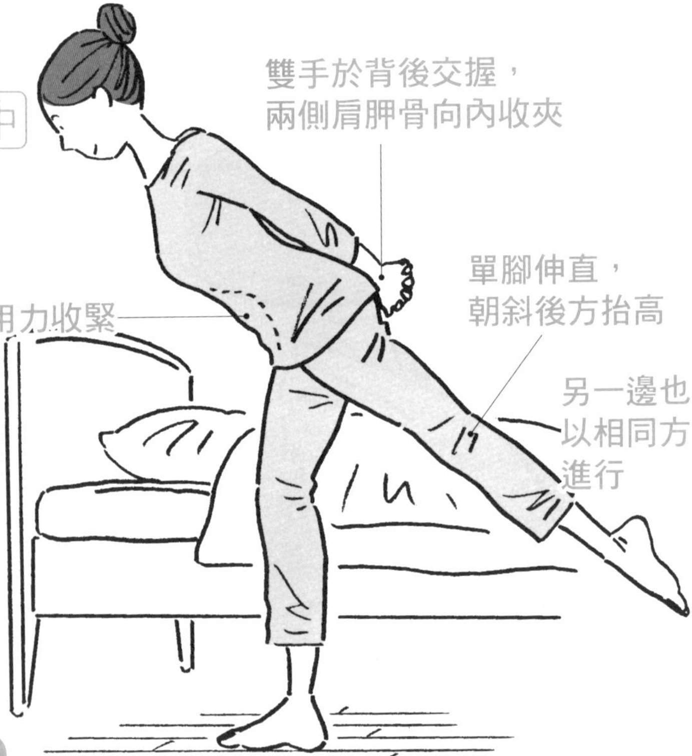
腹部用力收緊
另一邊也要
以相同方式

變瘦的重點！

睡前最後1分鐘！
稍微努力一下就睡覺

這項動作整合了本書中介紹的各種重要動作，可以運用到身體的各個部位。

①背脊伸直，肩膀後收。

②盡可能用力收緊腹部到下腹部。

③利用腳力支撐身體重量。

④臀部收緊，並將腳往後抬高。

只要這項動作能夠持續進行，體態一定會變得更加優美。

單腳站在人生岔路上。

也可以這樣做！

不僅修飾體型，還能改善身體狀況

雙手於背後交握、背脊伸直，腹部用力收縮至凹陷，後腳著地。做右頁姿勢會身體不穩的話，可以改成這個簡易版動作，也能有效地運用到肌肉。

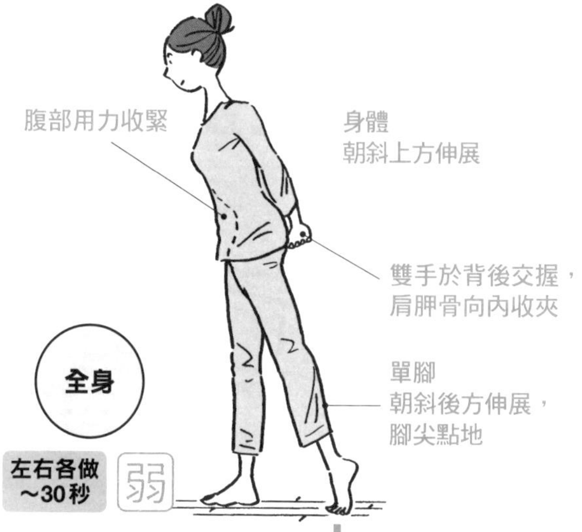

效果增強！

用TP值超高動作打造理想身材

確實用到腹部和背部肌肉，單腳站立，讓身體與地面保持平行。

這項動作所能獲得的成果，絕對是金錢買不到的。

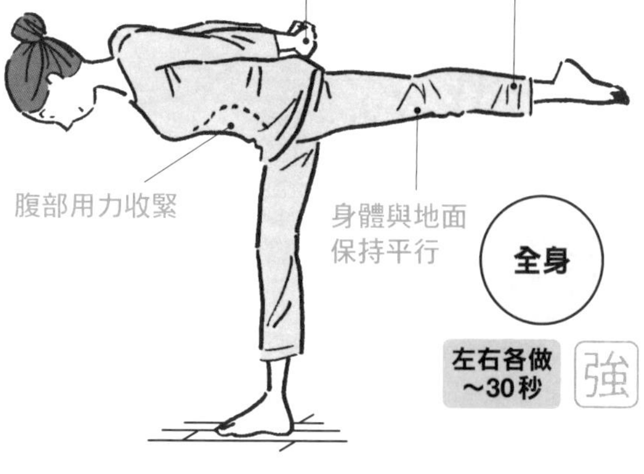
雙手於背後交握，
肩胛骨向內收夾
感覺拉伸
頭部到腳尖，
將腳伸得遠遠的
腹部用力收緊
身體與地面
保持平行
全身
左右各做
～30秒
強

每天1分鐘也能積沙成塔

這是我幾乎持續了十幾年的動作。雖然有時會因精神不佳而無法好好做，也曾有過休息的時候，但我已經決定要一輩子都堅持做這個動作。

隨著年齡增長，身體會逐漸衰老，我不希望體力衰退，所以持續鍛鍊變得尤為重要。雖然每天只需1分鐘，但日積月累的努力是不可小覷的。

老實說，比起花時間和金錢去參加自己不喜歡的課程，紮實地做這項動作還更有效。即使一開始無法做到完美也無妨。正因為一開始做不到，這個動作才更具實行的價值。

期待明天會更好

在睡前保養身體

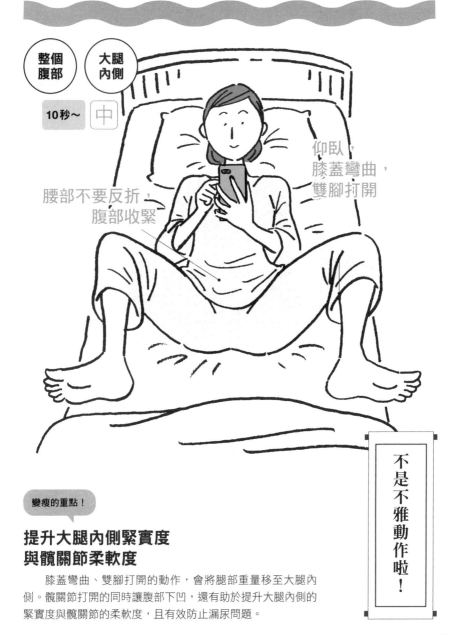

整個腹部　大腿內側

10秒～　中

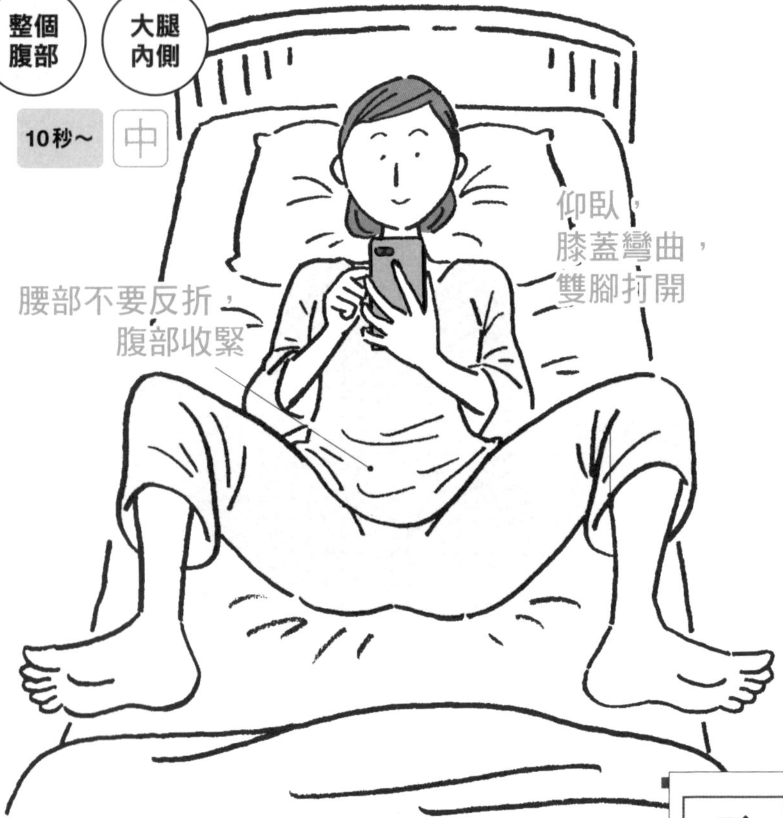
仰臥，
膝蓋彎曲，
雙腳打開
腰部不要反折，
腹部收緊

不是不雅動作啦！

變瘦的重點！

提升大腿內側緊實度與髖關節柔軟度

膝蓋彎曲、雙腳打開的動作，會將腿部重量移至大腿內側。髖關節打開的同時讓腹部下凹，還有助於提升大腿內側的緊實度與髖關節的柔軟度，且有效防止漏尿問題。

也可以這樣做！

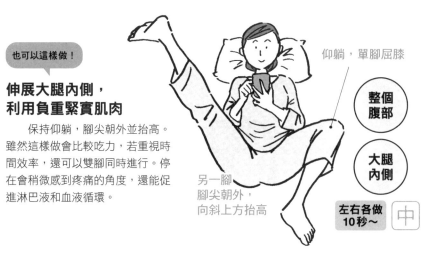

伸展大腿內側，利用負重緊實肌肉

保持仰躺，腳尖朝外並抬高。雖然這樣做會比較吃力，若重視時間效率，還可以雙腳同時進行。停在會稍微感到疼痛的角度，還能促進淋巴液和血液循環。

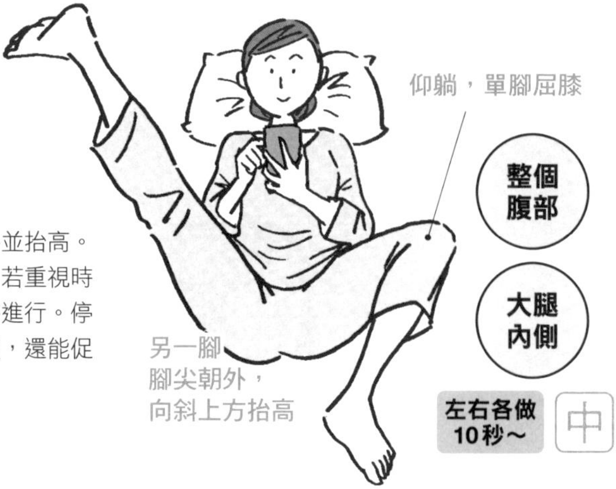
仰躺，單腳屈膝
整個腹部
大腿內側
另一腳
腳尖朝外，
向斜上方抬高
左右各做
10秒～
中

也可以這樣做！

當天的水腫當天消滅！

這個動作會使用到所有大腿肌肉。白天站著工作、一到傍晚就覺得鞋子變緊且水腫的人，建議可以養成在睡前做這項動作的習慣。光是消除水腫，腿就會變得比較細。抬高雙腳後，微微晃動放鬆雙腳，會更能感受到效果。

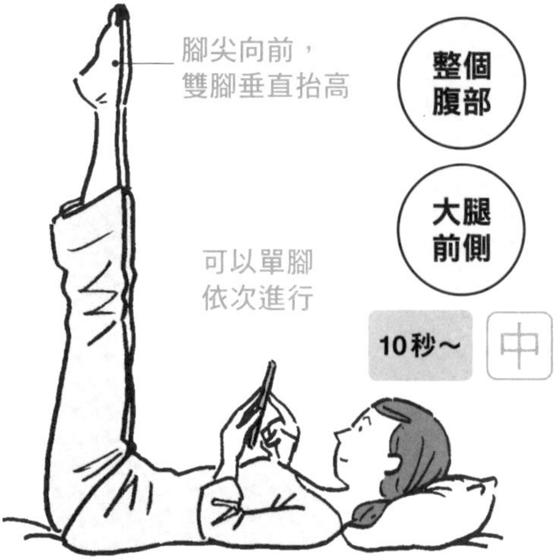

靠日常瘦身動作輕鬆保養身體

這裡介紹的動作，推薦給會在就寢前閱讀、玩手機或看電視的人。

邊收緊腹部邊抬腳，不僅可以促進淋巴液的循環，還有助於消除水腫和減輕疲勞。

感覺痛苦或疲累的事，自然會難以持續下去。因此，如果覺得雙腳一起做會很吃力，也可以改為單腳依次進行。

就寢前，保持保養身體的心情，緩慢並放鬆地伸展雙腳即可。

晚安。

願各位有個好夢。

反向索引

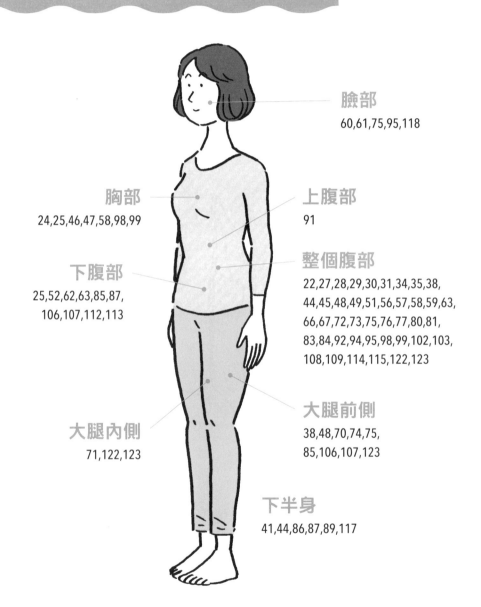

臉部
60,61,75,95,118

胸部
24,25,46,47,58,98,99

上腹部
91

整個腹部
22,27,28,29,30,31,34,35,38,
44,45,48,49,51,56,57,58,59,63,
66,67,72,73,75,76,77,80,81,
83,84,92,94,95,98,99,102,103,
108,109,114,115,122,123

下腹部
25,52,62,63,85,87,
106,107,112,113

大腿前側
38,48,70,74,75,
85,106,107,123

大腿內側
71,122,123

下半身
41,44,86,87,89,117

根據想瘦的部位

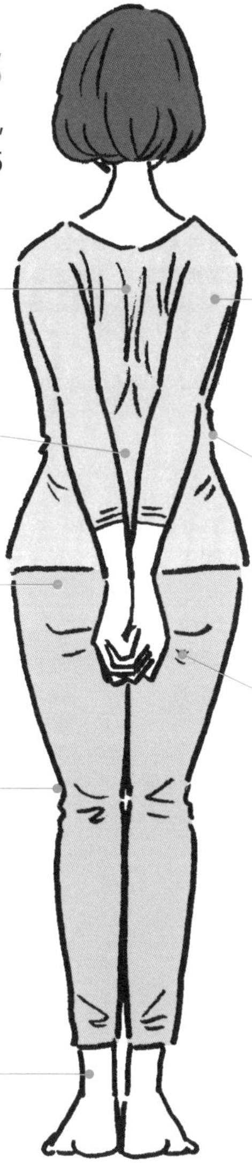

整個背部
25,26,27,34,38,48,56,57,58,
59,80,81,82,83,92,93,95

上背
24,25,47,73,91

下背
35

臀部
40,41,48,49,51,
81,83,85,87,104,105

O型腿
42,43,71,86,87

腳踝
71,85,116,117

上臂
28,29,36,37,47,
53,72,73,75,88,
90,98,99,100,101

側腹部
23,68,69,89,
103,109,113,115

大腿後側
48,81,83,85

全身
31,39,42,43,45,50,
81,120,121

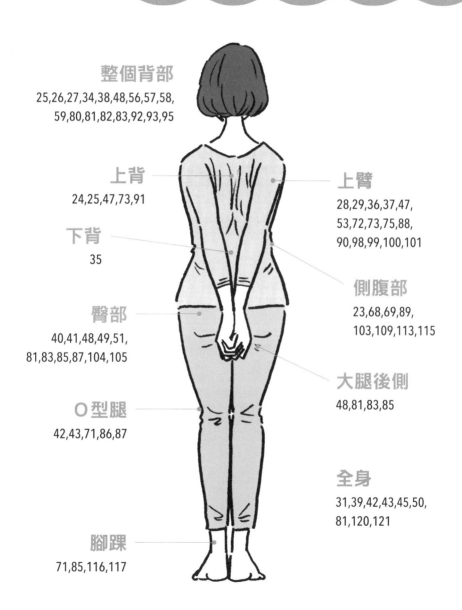

【作者簡介】

植森美緒

職業為健身運動指導師，是縮腹步行的專家。生於1965年。擁有連續十年減重失敗，進行過於勉強的運動而導致腰痛的經驗。以「如果能改變日常動作就能改變人生」為座右銘，提倡在生活中進行不會過於勉強的健康減重法。個人也因為將這樣的想法付諸實行，克服了腰痛問題並一直保持著腰圍58㎝的體型。應邀參與文化教室、專門學校、整形外科，地方政府、健康保險單位、各大企業，以及女性雜誌和電視節目等等的相關活動。所介紹的訓練動作在當下就能實際感受到成果，因此其講座廣受好評，直接指導過的民眾甚至超過4萬人。著有《1日1分で腹が凹む 4万人がラクに結果を出した最高に合理的なダイエットの正解》（DIAMOND社）等等暢銷作品。

【監修簡介】

金岡恒治

早稻田大學運動科學學術院教授，運動醫學醫師。擔任筑波大學整形外科講師之後，於2007年起於早稻田大學從事運動醫學教育、腰痛運動療法等相關研究，為軀幹深層肌肉研究的專家。2021年起於Spine Conditioning Station將運動療法付諸實行。曾擔任雪梨奧運、雅典奧運以及北京奧運游泳代表隊隨隊醫師，倫敦奧運日本奧委會本部醫師。擁有的執照與資格為：日本整形外科學會專門醫師、日本運動協會運動醫學醫師、日本游泳聯盟參與職務與醫事委員、日本運動協會運動防護部門會員等等。著有《脊柱管狭窄症どんどんよくなる! 劇的1ポーズ大全 大学教授が開発! 根本から改善! 最新自力克服法》（文響社）等多部著作。

誰說呼吸就會胖？

醒著就能瘦的日常動作瘦身圖鑑

出　　版／楓葉社文化事業有限公司
地　　址／新北市板橋區信義路163巷3號10樓
郵 政 劃 撥／19907596 楓書坊文化出版社
網　　址／www.maplebook.com.tw
電　　話／02-2957-6096
傳　　真／02-2957-6435
作　　者／植森美緒
監　　修／金岡恒治
翻　　譯／林宜薰
責 任 編 輯／邱凱蓉、陳亭安
內 文 排 版／楊亞容
港 澳 經 銷／泛華發行代理有限公司
定　　價／360元
初 版 日 期／2024年12月

封面設計——小口翔平＋須貝美咲（tobufune）
插畫——中村知史
攝影——赤石仁
髮型——山崎由里子
本文設計・DTP——今井佳代
DTP協力——道倉健二郎（Office STRADA）
編輯協力——星野由香里
責任編輯——中村直子

國家圖書館出版品預行編目資料

誰說呼吸就會胖?醒著就能瘦的日常動作瘦身圖鑑 / 植森美緒作 ; 林宜薰譯. -- 初版. -- 新北市 : 楓葉社文化事業有限公司, 2024.12　面 ; 公分

ISBN 978-986-370-749-3（平裝）

1. 減重 2. 健身操 3. 運動健康

411.94　113016575